ラーニングシリーズ

IP
インタープロフェッショナル

保健・医療・福祉専門職の
連携教育・実践

❶ IPの基本と原則

藤井博之 編著

協同医書出版社

編著者

藤井博之（日本福祉大学社会福祉学部社会福祉学科／佐久総合病院地域ケア科・リハビリテーション科）

執筆者（五十音順）

大嶋伸雄（首都大学東京大学院人間健康科学研究科）

春田淳志（筑波大学附属病院総合診療科）

吉本　尚（筑波大学医学医療系地域医療教育学）

Scott Reeves（Centre for Health & Social Care Research, Kingston & St George's, University of London）

　翻訳：矢嶋真希（社会福祉士）

　監訳：藤井博之（日本福祉大学社会福祉学部社会福祉学科／佐久総合病院地域ケア科・リハビリテーション科）

推薦の序

　諸専門職が一緒に学ぶことが、よりよい協働をもたらすとは、WHOの明言するところです[1]。日本の大学における多職種連携教育（IPE：Interprofessional Education）の先駆者が述べていることを、より簡略に述べれば、次のように言い表せます。

　『専門職が、共に、お互いから、お互いについて学ぼうとしなければ、相互の信頼と尊敬を養うことは難しい。互いの教育と実践の比較から類似性と違いを見いだし、専門知識を結び合わせて、当事者、家族、地域社会の複雑なニーズに、一つの専門職の限界を超えて応じることも、同様である』

　日本各地で起こった多職種連携の運動が合流し、それを担う世代として学生や教員たちが成長しつつある時に、彼らと経験を共有する責任が、先駆者たちにはあります。この難しい課題に、本シリーズ5冊の編著者と執筆者たちは応えようとしています。

　実践での協働を進めるためのIPEは、チームワークが普及するに従って広がっています。人口構成が高齢化する中で、人生の質を支える医療の分野では、それはとりわけ顕著です。政府の支持を得て、他国の経験に依拠しながら、専門職が連携して働くことに焦点をあてた教育を、日本の大学は編み出してきています。そこでは、厳密な教育評価がなされています。見いだされた知見は、国内外の学生、教員、大学の間で、広く誠実に共有され[2-4]、オリジナルな研究ツール[5]と概念の枠組み[6]が生まれています。

　日本と英国の交流は当初から、学生の相互訪問、教育カリキュラムの共同開発、プロジェクトの評価、翻訳など、創造的に進められてきたことが特徴です[7,8]。

　"All Together for Better Health"という国際学会が2年に一度開催されています。その第6回は2012年に神戸学院大学で開催され、日本インタープロフェッショナル教育機関ネットワーク（JIPWEN：Japan Interprofessional Working and Education Network）[9]と、日本保健医療福祉連携教育学会（JAIPE：Japan Association for Interprofessional Education）[10]が主催しました。このイベントよって日本は、多職種連携の国際的なコミュニティの心をつかみました。テーマは「新たなる地平を拓く：IPEと協働実践の多様性と特徴（Exploring New Horizons：Diversity and Quality in Interprofessional Education and Collaborative Practice）」という時宜にかなったもので、太平洋を越えた多職種連携の発展に日本が参画する宣言でした[11]。日本と太平洋を挟んだ隣人との協働は、その後の5年間に速度を増し、IPEはいたるところに肥沃な土壌を得るに至りました。

　多職種連携を進める世界的な運動は、日本もその重要なメンバーに加わって、以下の主張を繰り広げています。すなわち、一つの学問分野として認識されるために、確固とした基準に基づく規範と、一貫した理論的枠組に根ざして、多様で変化し続けるニーズに応じ

ながら、基本原則を柔軟に適用し、限りある資源を節約し、新しい専門職教育によって患者へのケアの変化を促そうとしているのです[12-14]。

全5冊からなる本シリーズは、この大志を実現するために、太平洋を超えたパートナーシップによって日本で生み出された、実例といえる作品なのです。

Hugh Barr
President
CAIPE：the Centre for the Advancement of Interprofessional Education
London, UK

引用文献

1) World Health Organization (WHO)：Learning together to work together for health；report of a WHO Study Group on Multiprofessional Education of Health Personnel；the Team Approach. WHO, 1988.
2) Endo K, Magara A et al.：Development and practice of interprofessional education in Japan；modules, sharing, spreading. Niigata University of Health and Welfare with others, 2012.
3) Maeno T, Takayashiki A et al.：Japanese students' perception of their learning from an interprofessional education program；a qualitative study. International Journal of Medical Education 4：9-17, 2013.
4) Ogawa S, Takahashi Y et al.：The Current Status and Problems with the Implementation of Interprofessional Education in Japan；An Exploratory Study. Journal of Research in Interprofessional Practice & Education 5：1-15, 2015.
5) Sakai I, Takahashi Y et al.：Development of a new measurement scale for interprofessional collaborative competency；a pilot study in Japan. Journal of Interprofessional Care 31：59-65, 2017.
6) Haruta J, Sakai I et al.：Development of an interprofessional competency framework in Japan. Journal of Interprofessional Care 30：675-7, 2016.
7) Barr H, Koppel I et al.：Effective Interprofessional Education；Argument, Assumption and Evidence. Blackwell, 2005.
8) Freeth D, Hammick M et al.：Effective Interprofessional Education；Development, Delivery and Evaluation. Blackwell, 2005.
9) Watanabe H, Koizumi M (eds.)：Advanced Initiatives in Interprofessional Education in Japan. Springer, 2010.
10) Takahashi H, Watanabe H et al.：Foundation of the Japan Association for Interprofessional Education (JAIPE) [Forman D, Jones M et al. (eds.)：Leadership and Collaboration；Further Developments for Interprofessional Education]. Palgrave Macmillan, 2015, pp47-67.
11) Lee B, Celletti F et al.：Attitudes of medical school deans towards interprofessional education in Western Pacific Region countries. Journal of Interprofessional Care 26：479-483, 2012.
12) Barr H：Interprofessional Education；the Genesis of a Global Movement. CAIPE (Online), 〈https://www.caipe.org/resources/publications/barr-h-2015-interprofessional-education-genesis-global-movement〉, 2015.
13) Frenk J, Chen L et al.：Health professionals for a new century；transforming education to strengthen health systems in an interdependent world. The Lancet 376：1923-1958, 2010.
14) World Health Organization (WHO)：Framework for action on interprofessional education and collaborative practice. WHO, 2010.

1987年に設立された英国のCAIPE（IPE推進センター）は、国内外の法人、個人、学生、そしてサービス対象者などのメンバーシップで構成された独立の組織です。CAIPEはそれらのメンバーと協力し、彼らを通じて連携協働を改善し、それによってケアの質を向上させるためにIPEを促進し、開発、支援などを行っています。このようにCAIPEは、英国および国際的にIPEの発展に重要な影響力を持つ機関です。

　IPEを推進しようとしている日本の大学とCAIPEとの関係は、2003年、ある日本の大学からCAIPEへ送られてきた簡潔な電子メールから始まりました。メールの内容は、CAIPEとIPEについての問い合わせでした。それ以来、CAIPEおよび英国の大学メンバーと日本の大学との関係は、強固で永続的なIPEパートナーシップへと発展しました。

　その最初の電子メールをきっかけに始まったCAIPEと日本の大学との学術交流は、その後、徐々に英国へIPEの見学に訪れるようになった日本の大学スタッフたちのために、英国でIPEをうまく学べるようにというCAIPEの支援的配慮によって継続的に続きました。日程や研修内容が調整され、合理的にマネジメントされた日本人教員の英国におけるIPE研修の基盤が整備されたのです。その結果、日本から多くの大学スタッフが、IPEを実践している英国の大学や病院、地域に配置された国民保健サービス（NHS）機構関連施設などを訪問し、研修や学術的交流を行っています。さらに、日本の臨床における専門家やグループによる訪問も後を絶たず、ほぼ定期的な年次行事のような様相を示しています。また、個別の大学スタッフや臨床家、研修希望者などもしばしばCAIPEを訪問しています。

　しかしながら、こうした訪問は決して一方通行ではなく、日本のIPE探求者たちによる英国訪問を快く引き受け受けた英国人教員たちも、双方の知識や経験、新しいアイデアを共有し、日本における多数の大学でのIPE開発を支援するために日本へ招待されました。つまりIPEを基盤とする国際的な相互交流が始まったのです。

　こうした相互訪問の経験を通じて、実に多くのものが共有され、そしてお互いと共に、お互いから、お互いについて学び合うことができました。この二国間の関係では実際に、教員交流、学生交流、英国と日本の大学におけるIPEの共同カリキュラム開発や、共同研究プロジェクトなどがもたらされ、双方の大学・臨床機関とその関係者が共に豊かな知識と体験を得ることになりました。

　一方で、日本のIPEは急速に発展したように思われます。それを支えているのは、国や地方自治体による研究資金による援助だと考えています。IPEを発展させるために、これまで日本側で選択されたアプローチはよく考えられ、非常に思慮深いものばかりでした。

日本でのこれまでのIPEのための企画は、小規模ながら非常によく計画が練られており、準備などの詳細も知れば知るほど印象的なものばかりでした。

　IPEにおける開放的な新しいアイデアや、さまざまなやり方を試みる高い意欲は、教育の改善のための絶え間ない精進によって支えられます。それは、日本におけるIPEの重要な特徴である継続的な研究と、質を重視する評価にも反映されています。しかも、このすべては、IPEの世界的な拡大の中で行われており、教育者や専門職者たちは世界中の国々からIPEへの洞察を求めてきました。経験や価値を共有すること、アイデアや知識を交換し、開発すること、世界中のさまざまな状況や文化に直面している課題の類似性を教育者や専門職らは認識しています。しかしながら、IPEがどのように進められているのかは、その文脈によって大きく異なります。国や地方特有の要因や、固有の文化は、IPEの開発を促進するために国際的な視点を用いることの重要性が示されていますが、まずは地域の状況において行動することが一番重要です。つまり、それこそがこのIPEシリーズが刊行された大きな理由であり、大変タイムリーな本であると考えます。

　教員、学生、臨床家のいずれであろうと、IPEの実践に携わる人々は、容易にアクセスすることが可能で、有益な情報に富んだ、かつ実用的な知識を必要とします。これまで日本で出版されたIPEに関する書籍は、英語から翻訳されたもの（CAIPE関連のテキスト）が2冊ありましたが、本シリーズは日本の教育者、専門職、専門学生のための最初のIPEテキスト・ブックであり、これまでのIPEにおける蓄積とIPEの重要なプロセスとを提供しています。

　このシリーズは協働による臨床実践能力を育成するIPEを開発し、そして提供するという挑戦的な課題で模索している人々にとって、大きな助けとなるでしょう。そして、IPEを提供する教育機関、臨床におけるサービス提供者、および専門職者たちにとって必要不可欠な財産になるはずです。

Helena Low
International Liaison
CAIPE：the Centre for the Advancement of Interprofessional Education
London, UK

『ラーニングシリーズ　IP』
正誤表

本書の「はじめに」において、誤りがございました。

・viiページ下から5〜6行目
　【誤】賃上げ
　【正】質上げ

お詫びを申し上げるとともに、訂正させていただきます。

はじめに

「温故知新」とは『論語』で述べられている言葉で、つい最近の某学会のテーマに用いられ、"古い事柄も新しい事柄も、よく知っていて初めて人の師となるにふさわしいの意"と広辞苑は説いております。

地球と人類の歴史が織りなしてきたさまざまな事柄は正に現代と未来への知恵と知識の宝庫、かけがえのない架け橋であることは疑いありません。私たちは今、21世紀という時代に立って抱えきれない膨大な過去の遺産のほんのわずかを携えて、人類が今までに遭遇したことのない未来という扉の向こうを覗き始めています。"過去の何を、そしてこれからの新しい何を、よく知っていて…"というこの文言は、いかにもずしりと重く響きます。

本著執筆の理由

今回、私たちはかねてから課題として取り組んで参りました本著書き下ろしの作業を、ひとまず終了へとこぎつけることができました。何を知り、何ができるからこの著を書いたなどとの思いは微塵もありません。ただ気づきますことは、保健・医療・福祉に関連する職種は50種以上に及ぶという現状です。必要に応えて専門職が用意される社会であることはありがたいことです。と同時に、そこに必要となる倫理、職業的、社会的ルールは必要になります。

これらの職種増の一因とも考えられる"リハビリテーション"が日本に紹介されましたのは昭和30年代で、リハビリテーションには医学的、職業的、社会的、心理的、教育的リハビリテーションがあり、この用語の元々の意味には"一度失った位階、特権、財産、名誉を回復すること、健康な状態に回復すること"とあります[1]。この「回復」の二字こそリハビリテーションの基本の精神、人権の回復につながるものと教えられました。上記の各領域に共通する"人間の基本的人権の尊重"が生かされることこそ、保健・医療・福祉のサービスを成功裡に導く鍵と考えます。次に福祉関連職増の要因は高齢社会を迎えたからといえますが、行政をはじめ、社会的にも準備が追いつかず、特に人材育成、補充、賃上げの課題があります。賃上げの問題は全関連職共通の、そして常時の課題であり、「連携」の目指す目標でもあります。

共に働く保健・医療・福祉の職員が相互の職の使命、特徴を尊敬し、何よりも最善のサービスが対象者個人に届くためには、私たちはまだまだ相互に学び、人に仕える精神も技も連携法も学ばねばならないと自覚いたしております。

保健・医療・福祉関連職　欧米における胎動

　1940年代に"リハビリテーション医学"がすでにNYU（ニューヨーク総合大学）で開始されていましたが、米国における各関連職の多くはもちろんそれ以前に発足しており、1960年代に入りますと"医師の独走時代は終わった"とのフレーズが目に入り、新しい時代の風を衝撃的に受け止めました。1968年にASAHP（Association of Schools of Allied Health Professions）が組織されています。1969年に筆者が留学しました折はCAHEA（Committee on Allied Health Education and Accreditation）について知ることができ、ここに登録されている職種が当時29種あることもわかりました[2,3]。これを機に米国の保健・医療・福祉の専攻課程を持つ大学を選び、コア・カリキュラムの可能性について学んでみました。次に1975年に北欧を中心にドイツ、英国を加えて6か国の保健・医療・福祉関連職の教育体制、コア・カリキュラムの現状、需要と供給の関係、教員養成の状況などの視察研修（3か月）の機会を得ました。1975年における欧州の国々はそれぞれの歴史と特徴ある専門職を持ちながら、Allied Health Educationへの着手は萌芽期であるとの印象を受けました[4]。特に教員不足は深刻で、常勤は1名のみで非常勤、兼任が多いことは驚きでしたが、日本の場合もこれに重なります。一つの専門職がどのように成熟していくかについては、やはり行政との関わり、理解により、また専門職団体自身の動きにも当然ながら大きく関わることも学びました。コア・カリキュラムの施行については理学療法士、作業療法士に限りますが、デンマークのオーデンセ、英国のロンドン、スウェーデンのヨーテボリなどの教育機関で、コア・カリキュラムが試行段階で始められておりました。

　デンマークと英国は厚生省の関わりで大きな期待が寄せられており、教職員の関心も大きなものがありました。ロンドンのキングスカレッジは3年制から4年制への動きに初挑戦と伺いました。この時から40年余りを経ていますが、その後の英国での活躍は目覚ましく、本著にも紹介されている通りです。

　では、日本ではどうであったかといいますと、医療から生活への移行を旨とするリハビリテーションのように、医師や看護師のみならず、療法士や社会福祉職といった多職種の効果的な働きが必要とされる現場では「チームワーク」あるいは「チームアプローチ」という考え方は従来からありました。そして、リハビリテーションをとりまく社会情勢の変化に合わせて、医療と福祉の職員も地域へと進出していく気運が強くなってきました。その結果、熱心に取り組む大学は2000年に入り現れ始め、"日本保健医療福祉連携教育学会（JAIPE）"も2008年11月に発足し、会員の皆様のご活躍が報告されております。もちろん、周知されていない多くの軌跡があることに言及できませんところはお許しいただきたく存じます。

　「連携教育」は、ただ多職種にわたる専攻科の学生が一緒に机を並べて学ぶということではありません。もちろん他学生の専攻する専門職についての理解を深めることは必要で

す。そのうえで、お互いの優れた専門性が最善の質と量と順位で対象者に届けられるかについて、必要な認識、知識、技術、心掛け、連携力を培うことを学べる教育現場、実践現場が必要だという認識の共有が問われていると思います。

本シリーズの紹介

全5巻から成ります本シリーズの構成は、概論、教員向け、学生（初学者）向け、臨床家向け、事例集というスタンスから成り立つよう考えました。

なにぶん"連携教育"といいましても、「連携教育学」なる論は無く、「原則」といいましてもその明言は無く、あるものは「現象と実践」という日本の現状からの執筆でありました。一方、すでにIPE、IPC（Interprofessional CollaborationもしくはIPW：Interprofessional Work）の教育体制を整えておられる英国の範に習い実践を重ねたうえでの内容も（特に本シリーズ③において）紹介されております。本シリーズ①から④では各章の内容を把握しやすくするために、章の冒頭に「本章のポイント」を設けています。また5巻それぞれの特徴を活かし、キーワードや学習のポイント、トピックなど、学習の手助けになるレイアウトを考慮いたしました。

さらに、5巻それぞれの内容で相互に関連性がある箇所には「リファレンス（★マーク）」を設け、シリーズ全体を使った総体的な学習も可能となっています。

また、本シリーズのタイトルにもなっている「IP（Interprofessional）」という用語については、日本国内でもまだ翻訳が統一されていないのが現状です。主にIPEは「多職種連携教育」「専門職（間）連携教育」、IPC（IPW）は「多職種連携協働（実践）」「専門職（間）連携協働（実践）」と訳されることが多いですが、未だ統一された見解はなく、今後こうした課題の解決は急がれます。しかし、IPE、IPC（IPW）どちらにおいても重要なのは、自らの専門性という枠組みを超えて思考する、つまり「IP（インタープロフェッショナル）」な考え方を身につけるということです。『ラーニングシリーズ　IP（インタープロフェッショナル）〜保健・医療・福祉専門職の連携教育・実践〜』という本シリーズのタイトルには、そうした思いが込められています。

また、本著の性質から、多職種にわたる著者の皆様、またその道の先生方のお力添えを頂戴いたしました。この点につきましては今後、さらに多くの先生方のご活躍、ご教示を頂戴できますことを願っております。

明日という日に向けて

2014年6月に「医療介護総合確保推進法」が成立し、国は2025年を見据えて「地域医療構想」を策定しています。今後急性期機能中心から回復期機能への転換が見込まれるとなれば地域における医療介護の総合的な取り組みが必要となります[5]。

保健・医療・福祉関連職員は、みな一致協力体制をとることになりますが、これは異なる職種の専門性が融合するということではなく専門性のより優れた"質"を、より優れた協働、協調の精神と方法手段のもと、個人のニーズにお届けするということであると考えます。

　受けた専門職の教育を胸に巣立つ、卒業生のためにも、現場を担う多くの関連職員教員のためにも、それぞれの専門職の使命が力強く、温かく連携の成果を届けられるよう願います。本著の目標は、ひとえにこのゴールを目指しております。

　今後、この連携の目標に向かっての教育、臨床、地域の実践現場における勉学も研究も、一層しっかりと構築、発展していきますことを心より祈念いたします。

おわりに

　甚だ不十分ながら、著者それぞれが、これまで置かれてきた立場と現場での実践から執筆させていただきました。皆様のご指摘、ご支援をいただきまして、さらに充実する改版へと進められますよう願いまして、この初版を世に送らせていただきます。

　本著出版にあたりましては、協同医書出版社社長中村三夫氏のご指導、ご担当の宮本裕介氏のお骨折りをいただきました。執筆者一同心より御礼申し上げます。

矢谷令子

引用文献

1) 砂原茂一：リハビリテーション．岩波書店，1980，pp57-74.
2) The council on medical education of the AMA：Allied Medical Education Direforg, 1974.
3) Farber NE et al.：Allied Medical Education. Charles C Thomas Publisher, 1989.
4) 矢谷令子：ヨーロッパ作業療法教育の動向．理学療法と作業療法 11：271-277，1977.
5) 坂上祐樹，迫井正深：地域医療構想について．公衆衛生情報 46(4)：3-9, 2016.

本シリーズの特徴

①IPの基本と原則

　IPを学ぶうえで欠かすことのできない基本的な知識や、IPが今求められている背景、なぜIPが必要なのかを詳細に解説しています。学生、臨床家、教員にかかわらず、IPに関心がある全ての人にとって必須の基本書となっています。

②教育現場でIPを実践し学ぶ

　主に保健・医療・福祉専門職を養成する学校の教員の方を対象としています。それぞれの学校でIPEを推進し、学生へ連携を教授する方法が詳細に解説されています。教員のみならず、臨床家や学生がさらに発展的にIPを学んでいく際にも活用できます。

③はじめてのIP　連携を学びはじめる人のためのIP入門

　主に学生・初学者の方を対象にしたIPの入門書です。IPE、IPC（IPW）、連携といった言葉に関心はあるけれど、何から勉強すればよいかわからないという方は、①と共にまずはこの本から学びはじめることがお勧めです。

④臨床現場でIPを実践し学ぶ

　すでに臨床現場で働いている専門職の方を主な対象としています。それぞれの現場で連携を実践し、さらに周りの専門職と一緒にIPを実践しながら学んでいくための方法が数多く紹介されています。また、全国各地でIPC（IPW）を実践されている現場の臨床家の方たちの実践報告も数多く紹介されています。

⑤地域における連携・協働 事例集　対人援助の臨床から学ぶIP

　20の事例をきっかけに連携について考え、学ぶことができる事例集です。学校教育や臨床現場でのディスカッションの材料として幅広く使用することが可能で、IPを学んでいくために必携の事例集となっています。

目 次

推薦の序　iii
はじめに　vii
本シリーズの特徴　xi

第1章　なぜ対人援助のための連携・協働が必要か（藤井博之）　1

1　対人援助の現場から要請される協働……2
1　ある援助困難ケース　2
2　専門性と専門職の行動　6
3　注目される「チーム医療」「多職種連携」　8

2　専門職の協働が求められる背景……10
1　さまざまな背景論　10
2　援助課題からみた協働の要因　10

3　援助のための協働へ……16
1　幅広い協働　16
2　護り合う協働　16

第2章　専門職の連携・協働にあたって乗り越えるべきもの（藤井博之）　19

1　多職種連携の望ましくない帰結……20
1　費用と効率の問題　20
2　事故と係争　21
3　対立と衝突　22
4　支配と依存　23

2　困難性と可能性……26
1　専門性の要因　26
2　マネジメント要因　30
3　社会経済的要因　32

3　協働によって切り拓くべきこと……36
1　ケースストーリーと援助構造の変化　36
2　連携・協働による当事者の参加と主権　39
3　援助の共通基盤を作る　40

第3章　IPC（IPW）とIPEの歴史と課題　45

1　背景を知るために（藤井博之）……46
1　対人援助専門職の歴史をどうみるか　46

- 2　近代医学と福祉社会　47
- 3　戦後日本の保健・医療・福祉多職種体制　49

2　IPEのグローバルな発展と達成の歴史的概観（Scott Reeves）……50
- 1　はじめに　50
- 2　IPEの成長　50
- 3　多職種連携学習と教授のアプローチ　52
- 4　IPEの実施　57
- 5　IPEのエビデンス　59
- 6　結語　62

3　我が国におけるIPEの広がりと課題（大嶋伸雄）……63
- 1　我が国におけるIPEの始まり　63
- 2　IPEの現状　65
- 3　IPE推進における課題：専門教育の中に割り込むことの大変さ　67
- 4　IPEの今後の展望について　68

第4章　IPEの使命と目標　73

1　何のため、誰のためのIPEか（藤井博之）……74
- 1　複雑・困難なケースと当事者主権　74
- 2　連携・協働が要請される現場で　74
- 3　複雑・多重な問題状況で働くということ　75
- 4　IPEの定義　75

2　IPEが連携・協働に貢献する条件（藤井博之）……76
- 1　協働できる実践家を育てる　76
- 2　IPEの指導者を育てる　77
- 3　連携・協働する組織を育てる　78

3　IPEの目標について（藤井博之）……79
- 1　コンピテンシーとは　79
- 2　教育学習の双方向性　79
- 3　地域社会における運動としてのIPE　79

4　各国の多職種連携コンピテンシーについて（春田淳志、吉本　尚）……80
- 1　はじめに　80
- 2　英国　80
- 3　カナダ　82
- 4　オーストラリア　85
- 5　米国　87
- 6　各国の多職種連携コンピテンシーの比較と日本の現状　89

索引　93

第1章

なぜ対人援助のための連携・協働が必要か

本章のポイント
- 専門職が連携・協働する理由には援助が困難な多重問題ケースが増えたことがある。
- 援助困難なケースの増加には、社会的背景がある。
- 専門職のみならず、当事者との連帯・協働が必要である。

1 対人援助の現場から要請される協働

1 ある援助困難ケース

　地域包括ケアや病院医療において「多職種連携・協働」が注目されている。その経過を辿る前に、連携・協働が必要だったという点で典型的なケースについて、考えてみたい。

（1）事例1：ある3人家族

　医療機関の在宅医療部門に、自治体の保健師から連絡が入った。「50代の男性Aさんが両下肢の麻痺を発症し、自宅にいるのが発見された。数か月前から寝たきり状態で過ごしている。生命の危険が迫っているわけではなさそうだが、大きな褥瘡がある。妻が精神障害を持っているなどの事情で、医療機関を受診できない。往診の希望があるので対応してほしい」という。

　さっそく医師と看護師で訪問すると、妻と思われる女性Bさんが玄関に出迎えた。床の間のある4畳半に案内されると、男性が部屋の隅で薄い布団にくるまり、寝ている。褥瘡は仙骨部にあり直径10cmを超え、骨に達する深さがある。さっそく定期的な往診（訪問診療）と訪問看護を開始したが、在宅での治療には限界があり、1週間後には入院となった。

　男性は、脊髄梗塞、糖尿病、アルコール性肝障害と診断され、仙骨に達する褥瘡と対麻痺（両下肢の麻痺）を認められた。治療と医学的リハビリテーションを実施し、3か月で褥瘡はほぼ改善し、ベッド上での寝起き・車いすへの移乗が可能となった。自宅に退院される際には、訪問診療、訪問看護、訪問介護、福祉用具（ベッド、車いす、ポータブルトイレ）を利用するプランが組まれた。

　褥瘡は完治していなかったため、在宅での処置が必要だったが、訪問看護は回数が限られ、治り具合は一進一退を繰り返した。紙おむつや下衣の交換、清拭などを妻に頼んでも、ほとんど実行できない。訪問看護師が来ても顔を出さないことが多かった。かかりつけの精神科への受診も途切れがちだという。

　ところで、この夫婦には小学6年生の娘Cさんがあり、看護師の処置を手伝ったり、衛生材料を用意したりしていた。在宅ケアチームの中には、娘を頼りにする雰囲気もある。

　褥瘡の治療経過は難渋し、半年後には増悪して再入院を余儀なくされた。さらに1年後

には、手術目的で3度目の入院をし、術後のリハビリテーションを合わせると6か月間の入院となった。

　在宅ケアチームは間欠的に支援を続け、1回目の入院時に担当した医療ソーシャルワーカー（MSW：Medical Social Worker）が「継続して支援する必要がある」と在宅ケアチームにも特別に参加した。2回目の入院を契機に、訪問リハビリテーションの理学療法士と作業療法士がチームに加わった。この結果、入院と在宅で調整されてケアが行われるようになり、男性の褥瘡はほぼ完治し、日常生活動作（ADL：Activities of Daily Living）も改善傾向が続いた。

　3年が経過した時、男性はベッドで寝起きし、ポータブルトイレは一人で使えるようになっていた。訪問リハビリテーション担当者からは、下肢の筋力がわずかに改善しているので、歩行器を使った生活や外出を目標にしたいという意見が出た。

　在宅ケアの担当者が集まってケア会議が開かれることになった。

　当時のケアプランでは、訪問介護が週2回で入浴介助、訪問看護が月2回でバイタルチェックと皮膚・陰部の観察を行っていた。訪問リハビリテーションは月2回で、歩行器歩行の頻度を増やすには足りない。

　実は、この家は持ち家で、一家は夫婦の障害福祉年金で暮らしていた。介護支援専門員（以下、ケアマネジャー）は、訪問サービスの回数を増やすよう提案していたが、Aさんは経済的事情から難しいと受け入れない。

　男性は上肢と体幹が安定しており、歩行器をつかんだ立位練習は家族の見守りでも十分可能かと思われた。誰からともなく「Cさんに手伝ってもらったら？」という声が上がる。

　すると、担当の訪問看護師がそっと手を挙げた。「これ以上Cちゃんの役割を増やすのは、ちょっと難しいかもしれません。誰にも言わないでと言われていることなんですけど、Cちゃんは家を出たがっています」

　その場の全員が、はっとして、半ば呆然とした。Cさんは春には中学校を卒業する。

　「年上の彼氏ができたそうです。『卒業したら一緒に暮らしたい、お父さんが心配だけど、自分は自分の道を進みたい』って言っています」

(2) "専門職" はどう行動したか

　この家族は、3人とも支援を必要としているケースである[1]。

　Aさんの在宅ケアを担当したチームは、医師、看護師、介護福祉士、理学療法士、作業療法士、医療ソーシャルワーカー、ケアマネジャーで構成され、他に入院時に担当したチームもある。一見すると "多職種連携" を構築した典型といえるかもしれない。

---

[1] … ⑤事例9参照

このチームは、Bさんが精神障害を持ち、援助が必要なことは認識していた。実際、初回訪問の後、自治体の保健師が、Bさんがかかっている精神科クリニックと連絡を取っていることも確認している。

　Aさんのケアは、時間はかかったが、機能・活動の改善と安定を得て、社会参加につなげるように成果を上げていた。

　しかし、Cさんについては、特別な支援が必要かどうかには無頓着で、家族介護者としての役割を期待してさえいた。しかし、卒業後に彼氏と家を出たいというCさんの希望を聞いて、チームは当惑した。

　Cさんを前提にしたケアプランになっていたのは、間違いじゃないのか？　いや、それよりも、Cさんが心配ではないか？　年上の彼氏って、どんな人物だ？　どうやって暮らしていくの？　誰かCさんの相談に乗っているのか？

　この3年間、Cさんがどのように暮らしてきたのかを考えると、思い当たる心配事が次々と挙がってくる。

　病気と障害を持った両親のもとで、Cさんはちゃんと学校に行けていたのか？　友達と遊んだり、部活に精を出したり、勉強についていくことができていたのか？　学校の教員や、ひょっとしたら児童相談所と連絡を取る必要はなかったのか？　それは保健師の仕事と考えればいいのか？　家族3人を支援するチームが、定期的に連絡を取り合う必要はなかったのか？　でもそんなことは可能だったのか？

　このケースは多重問題ケースである。援助の必要な人が複数の問題を抱えている。例えばAさんは、複数の病気と障害を持ち、アルコール依存も絡んでいる様子で、持ち家だが障害年金で可処分所得が少ない。妻のBさんは精神障害を持ち、受診は途切れがちで、家族内の役割を果たせていない節がある。そしてCさんは、この両親と暮らし、家族内で過剰な役割を負ってきたように見える。中学校を出て彼氏と暮らそうとしている。家族相互の関係性にも、いろいろ問題がありそうだ。

　Aさんの在宅ケアチームは、褥瘡の治療とケアに難渋していたので、明らかに困難ケースと認識していた。医師や看護師は「褥瘡がなかなか治らない」ことを入り口に、在宅介護が困難という切り口で捉えていた。理学療法士や作業療法士は「もっと順調にADLが改善していいはずなので、遅れている」とじれったさを感じていた。ひとり医療ソーシャルワーカーは家族が問題を抱えていると捉えていたが、それがチーム全体で共有はされていなかった。

　支援者が直面する困難性と、当事者の生活の背景全体にある複雑性が、どのようにつながっているかの理解が共有できていれば、"専門職"チームはもう少し事態の推移を予測できていたかもしれない。

(3) "援助困難ケース"との出会い

　保健・医療・福祉の専門職が、援助にあたって困難を感じるケースに出会うことがある。何をもって困難と感じるかはさまざまかもしれないが、次に挙げるようなケースは比較的頻度が多いと思われる。いずれも多重問題が背景にある。援助困難と感じるケースに出会ったら、多重問題ケースであることを疑う必要がある。

▶退院困難★2

　病院の在院日数は短縮されており、入院した日にすぐ退院日を決定して、スケジュールにしたがって治療が進められるようになっている。しかし、入院時に決められたクリニカルパス（入院診療計画表）通りの治療効果、病状の回復が得られない場合もあるし、入院前よりもADLが低下したために想定されたとおりに退院できない場合が、一定の割合である。実は、病状以外に、在宅での介護者の準備ができない、受け入れ先の病棟や施設が見つからない、特に費用や場所について家族内で同意が得られないなどさまざまな理由がありうる。

▶医療事故

　病院での医療事故は、手術などリスクの高い治療、複数の病棟・部門にまたがる診療、度重なる申し送りなど、病院内の複雑なシステムが影響して重大な事故につながる場合がある。一方で、転倒や服薬ミスなど、患者側のADLや認知能力の制限によるリスクに、院内システムが対応しきれずに起こるものが多くを占めているという面もある。高齢患者の増加、安易な抑制の禁止、複雑な薬物療法などが、こうしたリスク増加の背景にある。

　病院内の事故が、患者・家族との係争に発展するかどうかについては、援助者と患者・家族の人間関係、過去の経験や考え方が影響することもある。

▶児童の虐待★3

　児童福祉や保育、学校教育、小児医療でも、児童に対する虐待を早期に発見し、防止する取り組みが必要となっている。虐待の当事者が親子関係にある場合も多く、虐待者である親もまた支援を必要としていることが多い。背景には、家族をめぐるさまざまな問題が世代間で連鎖している場合も少なくない。

▶介護困難★4

　在宅介護を受けている高齢者・障害者の支援は、本人と家族、介護に携わる者全てを対象とする必要がある。家族間のさまざまな問題、介護保険をはじめとする制度、事業体の運営、多職種連携など幅広い問題が、そこに影響する。冒頭に挙げたケースの

★2 … ⑤事例1～5参照
★3 … ⑤事例5、9、11、【子ども虐待問題】（③p150）参照
★4 … ⑤事例1、3、11、12、19参照

1　対人援助の現場から要請される協働 ● 5

ように、援助を必要とする人が複数あり、それぞれの支援チームが領域を異にしていて、どう連携するかが問われることも珍しくない。

▶アルコール依存★5

アルコールの悪影響は飲酒者の心身に対するものにとどまらない。家族を巻き込み、支配・共依存、社会経済的状態の悪化、飲酒とそれによる生活の破壊は世代を超えて連鎖していく。年齢、性別、社会階層によらず、アルコールによる嗜癖的行動は広がっているといわれるが、社会的に十分認知されているとは言いがたい。

医療機関では、アルコール起因性の病気の患者をみると、その病気の治療しか視野に入らず、「また飲める身体にして返す」ことが普通である。配偶者や子らにもアルコールの影響が及んでいると考え、腰を据えた支援につなげようとする医療関係者は少数である。

薬物依存など、アルコール以外の嗜癖による問題もある。

表面に出ていなくとも、"援助困難"だけでなく、一見"単純な"慢性疾患ケースの背景にこれらが潜んでいる場合があることは、もっと知られる必要がある。

2 専門性と専門職の行動

多重問題ケースを、単独の専門職だけでは援助しきれないケースと言い換えることも可能かもしれない。その場合、専門職はどうすればいいのか。

(1) "専門"とは何か？

そもそも我々は"専門"職をどういう意味で使っているだろうか？

日本語の"専門"を字義通りに解釈すると、ある目的に特化している、得意分野という意味になろう。英語ではspecialtyがこれに近い。もう一つprofessionalという言葉がある。これは特別な訓練を受けた、あるいは熟練した職業人であることを指す。

例えば、医療機関を受診しようとする救急患者に特定の科の医師が「あなたの症状は専門外なので、受け入れられません」と使う場合は、前者であろう。逆に「救急医療の専門家として、どのような患者でも受け入れる」という場合は、後者の意味である。

"専門"には二つの意味が混じり合っており、時にそれらが矛盾した使われ方をするということができる。

専門職間連携教育すなわち多職種連携教育（IPE：Interprofessional Education）の場合

★5…⑤事例2、3、5、14、15、19参照

は、後者であることを確認しておきたい。

(2)"専門職"の行動

　学問領域は独自の対象、方法、価値を持つといわれている[1]。保健・医療・福祉など、対人援助の"専門"性に、それをあてはめて考えることにする。

　対象について、各専門職は援助の必要な人（当事者）を対象にする点では共通であるが、当事者の何に焦点を当てるかは異なる。

　方法で共通するのは、状況の評価、援助の目標と計画の決定、実施後の再評価、計画の再設定、このサイクルを回していくことである。実際に行うことは、病気の診断、看護診断、ニーズの把握など職種によって異なる。

　価値については、広い意味で当事者の幸せに貢献することを価値とするという共通性があるが、幸福である条件の何に重きを置くかは、専門職によって違いがある。

　専門性の違いについては、第3章で検討することとし、ここでは各専門職が独自の専門性をもって当事者に働きかけることを確認しておく。

(3) 事例2：リハビリテーション病棟の昼食時間に

　あるリハビリテーション病院では、患者たちは食事を食堂でとる。ある人は杖歩行で、別の人は職員が介助する歩行で、あるいは車いすでテーブルにつく。移動や食事を主に介助するのは看護師や介護福祉士だが、理学療法士や作業療法士も参加することがある。管理栄養士や社会福祉士（以下、ソーシャルワーカー）、医師も、時間を見つけて現れ、声をかけたり見守ったりしている。

　実は食事時間は、どの職種にとっても貴重な観察と援助の場になっているのだ。

　ある日の昼食時間の後、食事時間中に患者の何を観察しているか、職員同士で話題になった。

　医師「どのくらい回復して、食事が取れるようになったか？」
　看護師「誤嚥や窒息の危険なく安全に食べられているか？」
　理学療法士「いい姿勢で食べているか？　テーブルといすの高さは合っているか？」
　作業療法士「自分のできる食べ方をしているか？　食器をうまく扱えているか？」
　言語聴覚士「食べる速さや咀嚼・嚥下に問題はないか？　料理の形態は適切か？」
　介護福祉士「美味しく、楽しく食べているか？」
　管理栄養士「残さず食べているか？　バランス良く食べているか？」
　ソーシャルワーカー「食事中に誰と話をしているか？　家族はたまには来ているか？」

上の事例の表現はやや類型化しすぎているが、各職種の視点には専門性、対象・方法・価値が反映している★6。

(4) 専門技術の限界と相対化、その手立て

　各専門職の援助方法は、対象・価値によって相互に規定されている。価値に基づいて対象の焦点を絞り、援助する。専門職がさまざまな場面で有効な援助を遂行できるのは、さまざまな場面で通用する方法を身につけているからであり、言葉を換えるならば、援助方法が対象の法則性を反映する技術・技能だからである[2]。しかし、武谷によれば、どのような技術・技能にも適用の限界がある[3]。

　上記の事例2で考えれば、各職員の見方はいずれも意味があるが、全ての患者について一様ではない。食事には栄養摂取・口腔機能の発揮・入院生活の楽しみ・他者との交流などさまざまな意味がある。患者により時期により、重みが異なる。

　例えば、上記の医師は摂食能力が回復し、栄養状態もいい患者を熱心には観察しないかもしれない。しかし、その患者が時々家族から届く料理を楽しみにしていることが、家族と退院先を話し合う時に意味を持つ可能性もある。

　個々の専門職の評価・援助の技術には限界があるが、それとは別に見方があることを知る、いわば相対化する方法はある。

　例えば、リフレクション（reflection：省察，振り返り）をすることで、医師は自分の見方は一面でしかないことに気づくかもしれない★7。一人で振り返ることもできるが、他の職種と話す、あるいは相談することで、相対化はより容易になる。相談しながら振り返ることを複数の職種のチームによる作業にすることは、さらに有効であろう。

　この意味で、専門職は専門職であるからこそ、他の専門職と連携する必要がある。「専門職であることは専門職連携ができること」といわれる理由の一つである[4]。

3　注目される「チーム医療」「多職種連携」

　近年、我が国でも多職種連携への注目は強まっている。

　一つは、医療保険制度におけるチーム医療の推進である。2002年の「褥瘡対策未実施減算」新設による褥瘡対策チームの普及を皮切りに、栄養サポートチーム、感染防止対策、呼吸ケアチームなど、チームによる課題別の診療行為を評価する診療報酬の新設、医政局へのチーム医療推進会議の設置など、「チーム医療の推進」が図られてきた。

★6…【他の専門職と専門性を理解する】（③p55）参照
★7…【リフレクション技術】（③p141）、【チームの成熟とリフレクション】（⑤p145）参照

「協働」と「連携」

すでに「多職種協働」「専門職連携」などの言葉が出てきたが、連携、協働、あるいはチーム（ワーク）などの言葉は、どう異なるか気になる★8。

実際には、さほど区別されずに用いられていて、例えば、多職種連携の必要性を提起した行政文書である「地域包括ケア研究会報告」[8]は、IPWにあたる言葉として多職種協働と専門職連携の両方を用いている。用語の使い分けにこだわりすぎる意味は乏しいと考えることもできよう。

ちなみに、連携という言葉を字義で解釈すると、連絡し手を携えるという意味になる。協働という言葉は、1980年代から行政と市民活動、NPOの共同作業を指す言葉として使われてきた、比較的新しい言葉だといわれる[10]。英語では、IPC、IPW、Interprofessional Collaborative Practiceなどのいい方があり、逐語的に訳し分けるとかえってわかりにくくなることもある。

もう一つは、在宅医療・ケアや介護施設と医療機関の間で連携が求められてきたことである。2011年に、医療的支援が必要な高齢者・障害者を地域で支える医療と介護・福祉の連携を推進するための「在宅医療連携拠点事業」が開始され、「顔の見える連携」がキーワードとなった。また「地域包括ケアシステム」の構築を進める厚生労働省の報告の中で、「保健・福祉・医療の専門職相互の連携」[5]、「多職種連携」[6]、「多職種が連携・協働」[7]、「多職種協働」「専門職連携」[8]などの言葉が見られている。

いまやIPC：Interprofessional Collaboration（もしくはIPW：Interprofessional Work）は保健・医療・福祉のキーワードになっており、世界保健機関（WHO：World Health Organization）は、このことを以下のように指摘している[9]。

『It is no longer enough for health workers to be professional. In the current global climate, health workers also need to be interprofessional（医療職はもはや、専門的であるだけでは十分ではない。今日の世界の状況の中では、専門性を超えて連携する必要がある）』

（藤井博之）

★8…【連携を必然とする理由】（②p32）、【「連携力」の育成の育成について考える】（②p36）参照、【臨床におけるIPC（IPW）とは何か】（③p2）、【チームという方法】（④p2）

2 専門職の協働が求められる背景

1 さまざまな背景論

　専門職の連携・協働が必要になってきた背景は何か。

　我が国での状況を中心に「なぜ今、連携なのか」について論じた中で、大塚ら[11]は、多職種連携が求められるようになった要因として、少子高齢化の急激な進行、「医療崩壊」「介護崩壊」現象、社会保障財源が制約される中での選択と集中の必要、保健・医療・福祉の専門分化などを挙げている。

　国際保健の分野では、IPC（IPW）とIPEへのニーズは種々指摘されている。WHO[9]はその例として、母子保健、国際的に広がっている伝染性疾患（HIV／AIDSや結核、マラリア）、災害や紛争時、感染症が蔓延している地域、慢性疾患・精神保健、人材不足の下での医療制度の運営などを指摘している★9。

　松岡[12]は、多職種連携の実践・研究・教育について論じた総説論文の中で、連携教育の歴史的変遷を追いながらIPWが求められた要因を、医療の社会的側面、専門職の専門分化、健康転換（health transition）、ケアの質と安全性の保障、患者中心のケア、消費者保護、ケアコストの増大、医療過疎地域でのケアの必要性という順に挙げている。

　専門職がなぜ協働するのかについて強調される点は、時代性や地域性によって異なる。また、論じる者の立場が、援助を必要とする当事者なのか、援助者なのか、事業の管理者なのか、制度や政策を作る者なのかによっても、色合いが違ってくる。

2 援助課題からみた協働の要因★10

　ここでは、主として現在の我が国の対人援助、特に保健・医療・福祉の領域における個別援助の課題において協働を必要とする要因として、以下の4点を指摘したい。

★9…【被災地医療支援や国際保健活動における連携教育・学習】（④p93）参照
★10…⑤サブテーマ1、サブテーマ2参照

(1) 疾病構造の変化

　疾病構造が戦後から高度成長期を経て現在に至る中で変化してきたことは、繰り返し指摘されてきた。現在の対人援助においては、以下の三つの変化が折り重なった課題がある。

　一つ目は死因としての病気であり、主な死因となる病気が、戦前まで長く続いた感染症から、1950年代には脳血管疾患、心疾患、がんの三大疾病に変化した[13,14]。

　二つ目は暮らしの中で病気の占める位置である。感染症の生命への影響が相対的に小さくなるにしたがって、慢性疾患が病気の多くを占めるようになった。これは人生の中で病を持ちながら暮らす期間が長くなったことを意味している。ここでいう慢性疾患には高血圧、糖尿病、脂質異常症など臓器障害の危険因子、動脈硬化や慢性感染症、がんなどによる臓器障害、心の病や精神疾患などが含まれる。

　三つ目として、高齢化とそれに密接に関連した病気が、上記の二つの変化の結果として注目されるようになった。加齢に伴って生活活動の制限を来す疾患、認知症や生活不活発病などが、暮らしの中で占める位置が大きくなっている。

　これらの病気は、苦痛や症状の性質、診断・治療の有効性などが医学的に異なるだけでなく、社会的性質すなわち生活や仕事に与える影響、生命を奪われるか、悩まされる期間の長さ、病気のない時と同じ暮らしができるか、介護を必要とするかなどの点でも、異なる特徴を持つ。

　現在、医療においては、診断と治療以外に、予防やリハビリテーションへの要請が広がり、医療職の中での役割の分担と連携のあり方が変化している。同時に、社会福祉や教育、保育など隣接する対人援助領域との協働の必要性も広がっている。

(2) 生活課題の多重問題・複雑化

　生活を営むうえでの援助課題が多重・複雑で、援助が困難なケースとされることがある。
　社会福祉援助の分野では、戦後早い時期から、「多重問題家族」について実践や研究が重ねられてきた。我が国でも高度経済成長による急激な社会変動を経験する中で、それらが「顕在化」してきた。このことを窪田[15]は「経済発展に伴う社会的変化が、新しい問題とそれへの新しい対応をひそかに生み出していた」として、多重問題ケースと呼び、それらが成立した社会的条件として4点を示している。

　①経済構造の変化に伴う個人生活の変化が、「問題の発生」としてよりは「経済発展」として受け止められ、「1980年代の…公害、交通事故の増加、登校拒否や家庭内暴力」などが顕在化したが、それらは「高度経済成長からの落ちこぼれ」とみなされてきた。
　②消費生活などの変化は「戦後の悲惨だった生活からの脱出」「生活の向上」と受け止められ、問題を抱えながら「一応の日常生活」を可能にするような生活上の便利さと、日常生活における生活の「社会化」と「個化」を同時進行させていた。

③そこから表れる個別問題は、特殊な個別条件のもとに表れる個人の問題として受け取られやすく、「社会的な問題とされることがなかった」。

④「家族の変化、地域社会の変動、地域生活の分断的組織の進展が、それまで得られていた親族や近隣のサポートの質と量を変え、そこで営まれている人間関係の幅と質を変えていった」。その結果、多重問題ケースは「地理的にも組織的にもばらばらの援助機関によって対応され、その全体像を援助者の誰も知らないということになり、一つの機関の失敗が別の機関によって幾度も繰り返されることになり、それが事態をいっそう悪化させる」ことになった。

(3) 援助の技術・組織・制度の複雑化

窪田が指摘した最後の点は、援助側についてみると、その各領域で進んだ技術的・組織的・制度的な変化に関係している。

▶医療技術の革新

第2次世界大戦後、医療技術には第1次～第3次の技術革新がもたらされた。第1次医療技術革新は、抗生物質、麻酔・輸血などの開発と普及で、戦前の医療が中心的課題とした感染症の治療効果を高めると同時に、手術における術前・術後治療の安全性を高め、外科治療の可能性を画期的に拡大した。

第2次医療技術革新は、1965年前後から登場してきた、血液自動分析装置、超音波断層装置、X線CTスキャンなど、検査・診断にコンピュータや電子工学を応用した技術を指す。これらは高額の設備投資を必要とし、病院規模の大型化を促し、同時にそれらを扱う医師・医療技術職の専門分化を促した。

第3次医療技術革新は、さらにバイオテクノロジーなどの新規技術が加わって、生殖医療、臓器移植、再生医療など、人の生と死に重大な影響を及ぼす性格を持つ技術群を指す。これによって、医療技術の行使が新たな倫理問題をもたらすようになった[16]。

▶援助職の専門分化

医療技術革新と相まって、戦後はさまざまな医療技術職が生まれ、国家資格化されていった。法規で定められた医療・福祉職の種類が1950～60年代と1980～90年代に増加している（表1-1）[17,18]。加えて、医師をはじめ各職種内での専門分化も進んでいる。

▶医療機関の大型化と機能分化

図1-1のとおり、1960年には7割を占めた100床未満の病院は2016年には4割未満まで減少し、同じくわずか6％だった300床以上の病院は18％に増加しており、全体として病院規模が大きくなっていることがわかる。

機能についても、数次にわたる医療法改正を経て、各病院は高度急性期・急性期／回復期・慢性期に分けられるようになった。

表1-1 戦後日本の保健・医療・福祉職制度の拡大[17,18]

年	現在の資格名	根拠となる法令
1883（明治16）	医師 歯科医師	医師免許規則
1889（明治22）	薬剤師	薬剤師試験規則
1899（明治32）	助産師	産婆規則
1915（大正4）	看護師	看護婦規則
1941（昭和16）	保健師	保健婦規則
1948（昭和23）	栄養士 あん摩マッサージ指圧師、はり師、きゅう師、柔道整復師	栄養士法 あん摩マツサージ指圧師、はり師、きゅう師等に関する法律
1949（昭和24）	歯科衛生士	歯科衛生士法
1951（昭和26）	准看護士 診療放射線技師	保健婦助産婦看護婦法 診療放射線技師法
1955（昭和30）	歯科技工士	歯科技工士法
1958（昭和33）	臨床検査技師	臨床検査技師等に関する法律
1966（昭和41）	理学療法士、作業療法士 管理栄養士	理学療法士法及び作業療法士法 管理栄養士学校施行規則
1971（昭和46）	視能訓練士	視能訓練士法
1987（昭和62）	社会福祉士、介護福祉士	社会福祉士及び介護福祉士法
1988（昭和63）	義肢装具士 臨床工学技士	義肢装具士法 臨床工学技士法
1991（平成3）	救急救命士	救急救命士法
1999（平成11）	言語聴覚士 精神保健福祉士 介護支援専門員	言語聴覚士法 精神保健福祉士法 介護保険法
2017（平成29）	公認心理師	公認心理師法

・出典については、戦前のものに関しては厚生省医務局[17]、戦後のものに関しては電子政府の相談窓口e-Gov[18]を参照。
・各年度は、根拠となる法令の公布年（戦前）および施行年（戦後）。ただし介護支援専門員は第1回介護支援専門員実務研修受講試験の実施年。
・公認心理師法は施行されているが、試験は2017年現在未実施で、2018年に実施予定。

▶不連続な制度設計下での援助ニーズの拡大

保健・医療・福祉の制度は、それぞれの援助ニーズに応えるために個別の経緯で作られてきた。炭谷によれば「社会保障制度の萌芽期では、保健、医療、福祉、年金、公的扶助などの各制度が、分立的に誕生し、成長していった。発足時期は、制度によってさまざまであったし、各制度の中で対象者、支給要件などでさらに細分化されてい

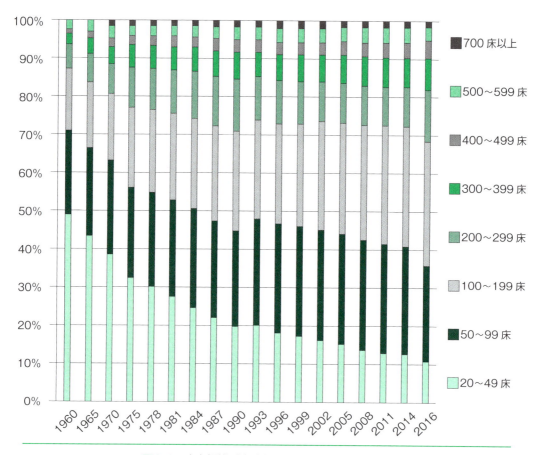

図1-1　病床規模別病院数の年次推移（一般病床）

た」[19]。高度経済成長、高齢化、低成長、バブル経済とその崩壊、格差拡大、少子化という変化の中で、援助ニーズの変化や拡大に対応するために、「保健・医療・福祉の総合化」が課題となったものの、種々の理由で「遅れた」[20]。

（4）社会における葛藤と軋轢★11

暮らしを営むうえでの問題の背景には、しばしば社会的・経済的要因がある。それが援助の過程で当事者と援助者あるいはそれぞれの内部での葛藤や軋轢を生み、連携協働のハードルを上げている。

例えば、社会経済的格差の存在がある。貧困★12は、日本が軍国主義の下にあった戦前・戦中から、高度成長期にも相対的貧困は解消されず、バブル崩壊後から現在に至ってはワーキングプアなど新しい貧困と格差の拡大が社会問題になっている。

★11 … ⑤事例2、3、5、14、15、19参照
★12 …【貧困、多重問題とは何か】（③p154）参照

格差は、援助の働き手の中にも分断をもたらしており、例えば、介護職や保育職の雇用条件が低いため、そこでの人手不足は構造的となっている。

　また、高度成長期から今日に至るまで、経済発展によって一部の人々が被害を受ける事件が絶えず起こっていた。その例が労災職業病、公害病、医療事故や薬害などの「社会病」である[21]。これらのケースでは、医療関係者がしばしば加害者の立場に立ち、援助の場における葛藤を強めたが、専門職および当事者や市民が協働する必要性を強めもした。

（藤井博之）

3 援助のための協働へ

1 幅広い協働

　これまで述べたことから、援助の場面で連携・協働が必要なのは、いわゆる専門職だけではない。援助の場面で働いている専門職ではない人々や機関・組織はもちろん、援助の"受け手"すなわち当事者やその家族も、自らの暮らしの主人公として意思決定し、行動する存在である。当事者が自己決定し、生きていく力を発揮することを支えることが、援助者の本来的な役割と考えることができる。

　この点は国際的なコンセンサスであり、例えばBarrら[22]は以下のように述べている。

　『専門職間だけでなく、組織間（教育、保健、住宅、法執行、社会福祉、所得維持、その他）、住居や地域など実践の場の間、行政、ボランティア、商業的などのセクター間にも協働がある。専門職とサービス機関は、個々の人々や家族、地域社会とパートナーシップを組んで働くよう求められている…』

2 護り合う協働

　さらに、当事者と援助者、あるいはその内部に存在する利害の対立を乗り越え、立場や役割、価値観、労働条件の違いを踏まえて、それぞれが暮らし働いていくための関係の構築が必要であろう[23]。

　資源の構造的不足、不況や災害などの困難な社会的状況★13の中で、援助の必要な人々をどう支えるかという点で一致し、連帯し、護り合っていく社会を作り上げていくことを、対人援助のための協働の行く手に見ることができる。

（藤井博之）

★13…【東日本大震災から学ぶ連携の教訓】（③p162）、【被災地医療支援や国際保健活動における連携教育・学習】（④p93）参照

引用文献

1) 井尻正二：科学論．大月書店，1977．
2) 吉浦輪：援助専門職による臨床的人間理解の視座；武谷三男による三段階論を基に．保健医療福祉連携 5:65-72，2013．
3) 武谷三男：武谷三男著作集 1；弁証法の諸問題．勁草書房，1968．
4) 篠田道子：多職種連携を高める；チームマネジメントの知識とスキル．医学書院，2011．
5) 高齢者介護研究会：2015 年の高齢者介護．厚生労働省，2003．
6) 地域包括ケア研究会：地域包括ケア研究会報告書．厚生労働省，2009．
7) 地域包括ケア研究会：地域包括ケア研究会報告書．厚生労働省，2010．
8) 地域包括ケア研究会：〈地域包括ケア研究会〉地域包括ケアシステムを構築するための制度論等に関する調査研究事業報告書．三菱 UFJ リサーチ＆コンサルティング，2014．
9) World Health Organization（WHO）：Framework for Action on Interprofessional Education & Collaborative Practice. WHO, 2010, p36.
10) 坂本旬：「協働学習」とは何か．生涯学習とキャリアデザイン 5:49-57，2008．
11) 埼玉県立大学（編）：IPW を学ぶ；利用者中心の保健医療福祉連携．中央法規出版，2009．
12) 松岡千代：多職種連携の新時代に向けて；実践・研究・教育の課題と展望．リハビリテーション連携科学 4:181-194，2013．
13) 川上武：現代日本医療史．勁草書房，1965．
14) 厚生労働省：健康日本 21．厚生労働省（Online），〈http://www1.mhlw.go.jp/topics/kenko21_11/pdf/s0.pdf〉，（accessed，2016-2-12）．
15) 窪田暁子：多重問題ケースへの社会福祉援助．東洋大学社会学部紀要 30:157-176，1993．
16) 川上武：技術進歩と医療費．勁草書房，1986．
17) 厚生省医務局：医制八十年史．印刷局朝陽会，1955，pp845-873．
18) 電子政府の相談窓口 e-Gov：法令検索．電子政府の相談窓口 e-Gov（Online），〈http://elaws.e-gov.go.jp/search/elawsSearch/elaws_search〉，（accessed，2017-12-3）．
19) 大山博，嶺学，他（編）：保健・医療・福祉の総合化を目指して；全国自治体調査をもとに．光生館，1997，p29．
20) 前掲 19），pp10-15．
21) 川上武，藤井博之，他：戦後日本病人史．農山漁村文化協会，2002．
22) Barr H, Koppel I et al.：Effective Interprofessional Education；Argument, Assumption and Evidence. Wiley-Blackwell, 2005, p5.
23) 藤井博之：職種間のより良い連携のために；医師に求められるもの、他職種に求めたいもの．看護学雑誌 50:184-191，1986．

第2章

専門職の連携・協働にあたって乗り越えるべきもの

本章のポイント
- 専門職の連携・協働は、常に質や効率を上げるわけでなく、時には望ましくない結果をもたらす困難な作業といえる。
- 連携・協働は、対人援助の新しい局面が切り拓かれる可能性を持つ、挑戦的な営みでもある。

1 多職種連携の望ましくない帰結

一般的には、専門職が一緒に働く時、常に望ましい効果が得られるとは限らない★14。

そもそも、ある種の専門職が成立するのは、分業すなわち限られた人々が特定の仕事に従事することで、質の向上や効率化が可能になるからである。分業によって成立した専門職が、他と連携するのを苦手としても不思議はない。

一旦分業が成立したにもかかわらず、前章で挙げた課題の複雑化に応えるために、異なる立場の人々が連携・協働する必要が出てきたという文脈がある。

1 費用と効率の問題

連携・協働が援助の効率、費用対効果にどう影響するかは、複雑な問題である。

プライマリ・ヘルス・ケア（Primary Health Care）の領域では、途上国など専門職という資源が限られる中で効果を上げることが期待され、IPC（IPW）は推進されてきた[1]。いわゆる先進国では、多くの専門職が働く状況におけるヘルスケアの社会的費用が増大したことに対し、多職種連携による効率化に期待する言説もみられる。専門職の連携・協働が、対人援助の社会的費用対効果にどう影響するかについて、研究者の意見は分かれている[2]。

連携・協働そのものに連絡・調整のコストが必要であることを考えると、全体としての費用対効果が上がるか否かは、さまざまな要因によって異なってくる。端的に「仕事は一人でするのが最も効率が良い」という指摘もある。

あらためて指摘しておきたいのは、専門職の連携・協働が要請される要因はどれも重要なので、仮にコストが余分にかかるとしても、連携・協働を避けて通ることは許されないという点である[3]。

★14…【その現場ではどんなチームワークが必要か？】（④p1）参照

リハビリテーション病棟今昔

　病院医療において、働く職種数が増加してきた一つの典型が、リハビリテーション病棟である。

　1970～80年代には、都市部などの一般病院で脳卒中患者を中心に、リハビリテーションチームが活動するところが現れた。そのころ、理学療法士や作業療法士は養成されていたが数が少なく、言語聴覚士は資格制度がなかった。医師、看護師、理学療法士、ソーシャルワーカーでチームが組めれば、恵まれていた。

　1980年代以降に、リハビリテーション医療の診療報酬が増額され、療法士の養成も進み、複数～10人を超える療法士を配置する病院が増加した。

　2000年にできた回復期リハビリテーション病棟では、医師、看護師、介護福祉士、理学療法士、作業療法士、言語聴覚士、ソーシャルワーカーが配置されている。より先進的な医療機関では、管理栄養士や薬剤師も置かれている。

2　事故と係争[15]

　複数の職業、機関が関わって援助を行う場合に、最も懸念されるのは、連絡や調整の不足によって事故が発生することである。海外でも、日本でも、重大な医療事故が社会問題化したことで、チーム医療や多職種連携の強化が注目されるきっかけとなった。

　連携・協働で事故が減るか増えるかという問題も、単純ではない。単独もしくは少数の職種で医療行為を行う場合と、訓練された多数の職種で行う場合とで、どちらが安全かを考えてみよう。

　例えば、単純な医療行為を十分な時間をかけて行うのであれば少数でも、むしろ少数の方がより安全に仕事を進めることができるかもしれない。

　しかし、より複雑でスキルを要する医療行為を数多く行う場合は、分業化され、それぞれが熟練した多くの職種・部門が関与することで初めて実施可能となり、総合的に見て安全が確保される可能性もある。しかし、その場合、連絡と調整が発生し、業務のプロセスはより複雑になる。チームワークのプロセスに起因する事故も、なんらかの頻度で発生すると考えられる。

　医療の場合、個々の医療行為が正確に行われることだけで、診療結果に伴うトラブルが最小になるとは限らない。

　当事者や家族、利害関係者の思惑や行動まで考慮に入れれば、関与する人が増えるほ

---

[15]…⑤サブテーマ2参照

> ### 複数の病気や問題を抱えた患者
>
> 　主訴や受診動機は、特定の症状や訴えであるかもしれないが、抱えている問題がそれだけとは限らない。
> 　例えば、転倒して腰や股関節の骨折を受傷した高齢者が、なぜ転んだのか、骨折に至ったのか。バランス障害の背景には、しばしば痛みや軽い麻痺、感覚障害がある。肥満や筋力の低下で骨へのダメージが強かったのかもしれない。ベッド周囲や生活空間が整理できず、足下に物が散らかっていたのかもしれない。そんな状況なのに、相談できる家族や支援者がいなかったこともある。
> 　むしろ、背景にさまざまな生活・健康上の課題を抱えている人が多いと考える方が良いかもしれない。

ど、すなわち連携・協働が複雑化するほど、問題が起こる可能性はさらに増えると考えられる。

　援助者の構成職種・人数が増えると、事故が発生しそれが係争になってしまった時の危機管理も複雑になる。実際、医療機関で事故を予防するために設置される委員会では、多くの場合、事故そのものを防ぐことの他に、被害者とのトラブルを防ぐことにも少なくない時間とエネルギーが割かれている。

3　対立と衝突[16]

　対人援助の中心に当事者があるのは当然だとしても、専門職や機関はそれぞれの使命、権限、責任、労働条件、経営状態を前提に関わっている。

　当事者が複数の援助課題を持っている時、例えば、病気による苦痛や生活の制限と治療に伴う負担の他に、経済的困難、介護や育児などの家族内の課題がある場合を考えてみよう。保健・医療・福祉の専門職・機関は、それぞれの専門領域について独自の援助課題を見出すであろう。

　病気が重症で緊急性があれば生命を救うことが先決になる。救命が成功した段階では、退院先の選定や介護の確保などによる生活の再構築という課題が前面に出てくる。家族にとっては、介護の負担がそれまでの暮らしの中の仕事や育児に加わるかもしれない。家族に対する新たな援助が必要になる可能性もある。

　重要なのは、このような経過の中で、優先順位の高い援助課題が変化していくことであ

★16 … ⑤サブテーマ1参照

る。その変化に伴って、当事者と各専門職・機関の間で、意見や利害を繰り返し調整していく必要が生じる。

　この調整をどのように行うか、考慮すべき点は少なくない。例えば、調整のための話し合いについて、メンバー構成、タイミング、開催場所などが影響する。時にはそれによって話し合いの流れが変わり、調整の結果を左右することもありうる。当事者中心を貫きながら、それぞれの局面で役割の大きい職種の参加や発言の機会を優先すると同時に、人数が少ない職種の都合に十分配慮し、意思決定の共同体形成を大切にするなど、マネジメントのスキルが問われてくる。

　誰がそのマネジメントをするかも、問題になりうる。ケアマネジャーがすればよいというのは、あまりにも形式的な答えかもしれない。なぜなら、例えばそもそも入院中であれば、ケアマネジャーの権限は限定されるからである。そうでなくても、介護保険制度によって資格を授けられ研修を受けているケアマネジャーは、この制度の枠内での調整には経験・熟達しているかもしれないが、他制度にまたがった支援には慣れていないこともある。医師、看護師、特に訪問看護師、ソーシャルワーカーなど、マネジメント職として競合しうる職種、人材も多い。

　そうした状況では、優先順位を的確に判断するのが難しい可能性がある。そのうえに、退院の時期が迫っている、サービスの契約行為を間に合わせなければならないなど、方針の決定が急がされる要因が付け加わると、ふとした行き違いが職種・事業所間の対立や衝突に発展する場合もある。

　連携する者の間で、このように対立や衝突を経験し、それがしこりを残すと、別のケースで連携する場合にも影響することになりかねない。事業所間、あるいは職種間で、「○○とは連携しづらい」「○○職との間に壁を感じる」というような、なんらかの否定的な印象が固定され、継続的な対立関係が形成されることさえありうる。

4　支配と依存[17]

　職種間、部門間、事業所間で対立関係が形成され、一定期間にわたって持続すると、支配や依存の関係が力関係として構造化される場合がある。

　構造化は、例えば次のようなプロセスを取るかもしれない。対立や衝突が起こっても、仕事をそっちのけにするわけにはいかない。先に進むためには、うまく利害を調整する方法の他に、力関係によって決着をつける方法がある。

　力関係による決着すなわちパワーゲームには、道理と文脈以外に、いくつかの要素が影

---

[17]…⑤サブテーマ1参照

響する。例えば、声の大きい個人が勝つ、権威の強い職種が勝利を収める、あるいは多数を占める職種の発言権が強まる、などである。

　ここでの支配とは、パワーゲームによる決着が繰り返され、力関係が固定化することを表現している。職種・部門間の力関係とは、例えばケース援助の目標や方針を決定する時に、力の強い側が弱い側の意見を抑えて、決定権を握ることである。依存とは、弱い側がこうした決定を受け入れ、自らの責任を回避することである。弱い側は、陰口やサボタージュによって鬱憤を晴らす場合もある。

　こうした関係が構造化されるとは、いくつかの要因が絡み合って、力関係が固定されることを指している。

　力関係を決定するいわばパワーの源となる要因は、患者・利用者や、効率的な職場運営、ミッションに沿った事業所の運営とは、完全に一致するわけではない。

　医師が、医療職の中で最も古く法律によって定められた職種であること、医療法で医師が他の職種に指示を与える権限が定められているなど、権威を与えられていることもその一つである。個々の医師もキャリアの中で、病棟や中央部門の責任者になるなどマネジメントの機会に恵まれている面もある。

　看護師は、法律のうえでは「診療の補助」と「療養上の世話」（保健師助産師看護師法第5条）を業務とすることが定められており、医師よりも業務範囲が広いということもできる。病院では、職員数の過半数を占めており、看護師集団がどう働くかは運営・経営上の

病院におけるパワーゲームの原因あれこれ

　職種間の対立がパワーゲームに発展する原因は、各所に転がっている。
　例えば、職種の狭間にある、あるいは重なり合う業務を誰がするのか。
　病棟から機能訓練室への患者の送迎をするのは、療法士か、看護師か、看護補助者か。病棟での回診と処置と入浴と機能訓練の患者ごとのスケジュールを、どう調整するか。患者のADLを誰がどう評価し、記録するか。スタッフセンターにかかってきた電話を誰が取るか。病状説明を設定する際に、各職種の担当者と患者・家族のスケジュール調整を誰がするか。
　また、多職種で構成される部門やチームの管理責任をその職種が持つのか。
　外来や病棟のように本来多職種が働いている部門のマネジメント権限は、どこにあるのか。形式上は医師であるが、実権は看護師長が持つ場合も多い。地域医療連携室や患者サポートセンターのような新しい部署の場合は、看護師、ソーシャルワーカー、事務職などから管理責任者を配置することになる。
　これらの課題を、各職種の専門性や仕事のしやすさを一旦離れて、病院全体の最適性の視点から決めるのは、簡単ではない。

要である。ケースの援助にあたっては、個別の担当制と交代勤務によって、患者・利用者に最も高頻度に接するポジションでもある。看護系大学や日本看護協会による系統的な教育・研修の積み重ねもあって、マネジメントの訓練と経験を積んだ看護部長や看護師長が、多くの医療機関で育っている。

しかしながら、二つの職種が職種間・部門間の対立や衝突にあたって、常に勝利を収める資格があるとは限らない。

少なくとも、次に示すような望ましくない帰結をもたらしていないか、評価する必要がある。

- 当事者（援助を必要とする人やその家族）の希望や利益が、一方的に損なわれていないか？
- 援助する側、その特定の職種の価値観や事業所の利害で、当事者の希望や利益が歪められていないか？
- 援助する職種・事業所側で、職業的な価値や誇りが傷つけられ、仕事上・経営上の負担が偏ってしわ寄せされている者はないか？

（藤井博之）

2 困難性と可能性

　専門職が一緒に働くことで望ましくない帰結がもたらされれば、とりもなおさず協働するうえで困難が生じる。では、望ましくない帰結の背景にはどのような要因が働いているのだろうか。

　ここでは、「専門性の要因（専門職の専門性そのものによる要因）」、「マネジメント要因（一緒に働くことによって生じる組織運営上の要因）」、「社会経済的要因（職場を取り巻くより広い社会的要因）」に分けて考察する。

1 専門性の要因 ★18

　対人援助に携わる各職種の専門性には固有の対象、方法、価値という側面があり、それぞれの専門技術には適用の限界がある ★19。

　当事者のニーズがこの適用の限界を超えることで、専門職が連携・協働する必要性が生じる。

（1）専門分化していることの要因

　専門職の"専門"には、specialty と professional の二重の意味があることは、すでに述べた。各職種の専門性は、さらに専門分化し、あるいは再構築されており、そのことが連携・協働に影響を与えている。

　専門性の分化や再構築は、専門職の内外からのニーズがあってもたらされる。それには、いくつかの要素があるが、ここでは技術的側面三つと当事者側の側面二つを指摘しておきたい。

　技術的側面の第一は技術革新である。それまでなかった技術が生まれ、それに対応して既存の専門職から新しく分化する場合が、典型的である。

　例えば、心臓や血管の病気に対し、治療器具や薬剤を血管内に挿入したチューブ（カ

★18…【連携・協働に困難を抱える専門職の事例】（⑤p111）参照
★19…【専門性と専門職の行動】（①p6）、【他の専門職と専門性を理解する】（③p55）参照

> ### 各専門職の生涯教育制度と専門分化
>
> 　医師は専門分化が最も進んだ職種である。我が国では、1968年の麻酔専門医を皮切りに、専門医制度が次々に作られ、2013年には88種に達していた。ただし、これらはいずれも各専門医学会が独自に定めたもので、専門医の質の担保につながらないとの批判もあった。さまざまな取り組みを経て、2014年に日本専門医機構が作られ、専門医制度の再編・再構築が現在も行われている[4]。
>
> 　看護師では、1994年に専門看護師（11分野＊）、1995年に認定看護師（21分野＊）、1998年に認定看護管理者の各制度が、日本看護協会により作られている[5]。
>
> 　理学療法士では、2010年に認定理学療法士（23領域＊）、2013年に専門理学療法士（7分野＊）の各制度が、日本理学療法士協会により作られている[6]。
>
> 　作業療法士では、2003年に認定作業療法士、2009年に専門作業療法士（8分野）の各制度が、日本作業療法士協会により作られている[7]。
>
> 　社会福祉士では、2011年に認定社会福祉士制度が、日本社会福祉士会によって作られている[8]。
>
> （＊…2016年1月時点）

テーテル）を通して治療する技術が開発・普及したことで、「心血管インターベンション治療」の専門医が生まれた。あるいは、消化器内視鏡による診断・治療技術が開発・発展・普及したことで「消化器内視鏡専門医」ができたことも、その例といえる。

　第二に、技術を行使する者を限定し、集中することで技術水準を上げるという要因である。

　かつては一人の外科医が消化器、呼吸器、循環器、骨・関節、脳神経の複数の領域にまたがって手術を行うことは、珍しくなかった。1980年代には、そうした外科医は都市部の病院にもいて、幅広い病気の治療で役割を果たす総合的な外科医は一つの確立されたスタイルでもあった。

　しかし、今日ではそれぞれ消化器外科、呼吸器外科、循環器外科、整形外科、脳神経外科の専門の医師が手術を行い、複数の領域の手術を行う外科医は例外的といえる。

　第三には、技術システムの効率化という要因がある。

　在宅医療を例に挙げよう。往診や訪問診療は、戦前からある医師の診療スタイルの一つで、どの科の医師も行っていた。1970年代から病院が大型化し、救急時には患者が病院を受診することが圧倒的に多くなったが、退院後に患者の家を訪問する医師は、数は少なかったが存在し、役割を果たしていた。1980年代後半から在宅医療を拡大する医療機関が増加してくると、個別の医師が病院での業務の合間に患者宅に赴くよりも、在宅医療担当

の医師がまとめて訪問するようになっていった。

あるいは、ケアマネジャーを挙げることもできる。この職業は介護保険制度によって生まれたが、ケアプランを立てて、サービスを計画的に運用する仕事は、介護保険制度以前にも、保健師、ソーシャルワーカー、訪問看護師によって担われていた。既存の職種としての経験を背景に、新しい業務が生まれてケアマネジメントを専門的に担うようになったのは、効率性を上げようとした側面も大きい。

当事者側の要因としては、一つ目にニーズの増大がそれに対応する専門職の関与を要請することが挙げられる。

例えば、かつて結核の罹患者・死亡者が多かった時代には、結核専門の療養所が作られ、結核専門医が生まれた。結核の診断・治療技術が進歩し、治療の効果が高まり、患者の数が減少する経過の中で、結核を専門とする医師の数も減少し、呼吸器科や感染症科、あるいは内科の医師が治療を担当するようになっている。

人口の高齢化も、専門職の分化を促した。医療やケアのニーズが増えた中で、医師の世界では老人科・老年科という診療科が生まれ、介護福祉士やケアマネジャーという職種が作られたことがこれにあたる。

当事者側の要因の二つ目には、個別的なニーズに合った、より的確な援助の要請がある。医療でいえば、むしろ稀少な病気を持つ患者にとっては、診断・治療だけでなく、障害者支援などについても、病気とその経過をよく知る医師の援助が必要になる。例えば、頻度の少ない膠原病・結合織疾患や遺伝子病などでは、それについての知識と経験を持つ専門医を主治医にもつことが、患者の強いニーズになる[9]。

実際に専門分化が進む過程では、これらの5つの要因がばらばらにではなく、複数の要因が絡み合って働く。技術革新は、その技術に習熟する技術者を養成するために、スペシャリストを養成するし、ニーズの増大や個別化はそれに応じる技術の進歩を促す。

肺炎の治療今昔

1980年代の日本の病院では、肺炎で入院している患者の治療は、内科医と看護師、薬剤師の仕事だった。先進的な病院では、それに理学療法士が加わることがあったかもしれない。

2010年代には、急性期病院での肺炎治療には、呼吸器科医または内科医または総合診療医、感染症科医、リハビリテーション科医、看護師、感染管理認定看護師、薬剤師、感染制御専門薬剤師、理学療法士または作業療法士が参加する。場合によっては、臨床工学技士、言語聴覚士、歯科医師、歯科衛生士、集中ケアや慢性呼吸器疾患、摂食・嚥下障害の各認定看護師、呼吸療法認定士、日本摂食嚥下リハビリテーション学会認定士などの肩書きを持ったスタッフが参加する。

(2) 専門性の違いと連携・協働

　一般に専門職は、しばしば細分化された専門領域を対象とし、援助の方法・技術を用い、その成果を発揮することに価値を見出す。その具体的なありようは、専門職の成立を要請した要因によって異なる。

　例えば、対象領域について、特定の技術革新が強く影響して成立した職種では、それが当該する技術によって規定される。例えば、カテーテル治療や内視鏡の専門医は、少なくとも診療の場面では、専門技術以外について関わらないことが普通である。

　あるいは、結核や膠原病・結合織疾患の専門医は、専門とする病気の診断・治療だけでなく、患者の生活面にまでわたるさまざまな課題に関わる傾向がある。

　多職種による連携・協働に参加する場合、自分がカバーする領域と他職種の領域とのつながり方は異なる。先の例を再度挙げると、前者の専門医では、業務範囲は専門的な診療に限定され、患者の生活課題などについてはタッチせず、他の職種に任せることが多いように思う。後者では、隣接する職種、例えば看護師、保健師、ソーシャルワーカーの業務とオーバーラップする部分にも関与し、調整が必要となってくる。どちらの場合も連携・協働の課題が生じる。

　援助の方法に関して、連携・協働でよく問題になるのが、専門用語である。新しい技術や制度についての用語が、当事者や他の職種に通じないことがあるのが、それである。

　専門職の価値観は、複雑な問題をもたらす。試みに、保健・医療・福祉のそれぞれの専門職の価値を、あえてやや類型化して表現してみる。

　医療は疾病の治療に、保健は健康に、社会福祉は人間の尊厳や社会正義に、価値を置く。どの分野も、援助を必要とする当事者のニーズに応える共通性があり、価値観がいつでも対立するわけではないが、常に一致するわけでもない。

　例えば、特定の病気の早期発見や治療が、当事者の精神的・社会的健康を阻害することはないか？　あるいは、生きられる期間が限られた人にとって、病気の治療を遂行することが当事者の尊厳を保つことと最期まで一致するのか？

　このように、専門職の価値観の違いが、連携・協働して援助する際に、問題になる場面はある。

　専門性とは別に、職種間にはより身近な利害も存在する。一例は労働条件の違いである。労働時間について、夜勤や早朝、深夜勤務の有無が存在する。また、常勤・非常勤の身分の違いが、給与面での違い以外に、カンファレンスや打ち合わせの時間を勤務中に取れるかどうかに影響する。

　多職種が連携・協働する時には、人数が増えることによる非効率以上の、複雑な困難がもたらされることを、これらの背景として指摘できる。

(3) 権限と権威

　各職種に与えられた権限は、限定的である。例えば、医療行為は法的に医師に権限が与えられている。同時に医師には医療行為以外の業務も多く、組織的に運営されるためにマネジメントする権限の付与が必要となる。

　これらは本来別々のものだが、形式上は同じように扱われることがある。例えば、病院長はもちろん、病棟など各部門の責任者が全て医師である病院は珍しくない。しかし、その医師が施設・設備、入院・退院、各職員の勤怠、収入や支出などの全部を把握していることは稀である。

　実際には、医師が他の職種に指示を出すのは、医療行為に関係する場合に限られ、例えば施設・設備や、入院・退院などのいわゆるベッド管理、多数を占める看護職員の勤怠管理は看護師長が行う方がうまくいくように思われる。

　むしろ、各職種はそれぞれの部長や課長のラインにあり、他の職種の役職者が勝手に指図をすることは許されないことが多い。

　このように、業務上の権限はルールに基づく限定的なものである。しかし、これと異なる「権威」という力が存在する。この場合、権威という言い方は、業務上の取り決めによらない人を従わせる力という意味である。医師や役職者という肩書きの力といってもいいかもしれない。

　権威主義が強いと、各職種が役割を果たすことを抑制する場合がある。医療事故の背景に「権威勾配」が指摘されるのは、危険を警告すべき職員の声が、権威主義によってかき消されることなどが事故の背景にあるとされた場合である。

　求められているのは、職種や職制としての権限をお互いに尊重することと、率直な指摘を抑圧するような権威勾配を峻別することである。

2　マネジメント要因

　連携・協働は、経営組織や行政制度の設計・運用などに影響される。連携しようとする専門職同士が、知り合い、配慮し合うだけで、うまくいくとは限らない。

　当事者のケアに参加する職種同士の連携を「ミクロ」、そのケアが行われる職場や事業所を「メゾ」、地域社会や自治体・国の制度などを「マクロ」の3つのレベルで考えると[10]、それぞれのレベルでのマネジメントの状況がお互いに関係し合う。つまり、一人の当事者をミクロのレベルで支援しようとしているチームは、所属する事業体の経営（メゾ）や自治体の財政や監督官庁の政策動向（マクロ）に制約される。事業体を、行政の方針に逆行して経営することは困難だが、競合する事業体の動向や現場のニーズにも制約される。行政もまた、管轄下にある事業者や、その分野に対する社会的ニーズに応えなけれ

ば、うまくマネジメントすることはできない。

　すなわち、連携・協働は職種・事業所だけでなく、3つのレベルを跨いでの組織的営みになる[11]。

（1）変化・増大するニーズ

　例えば、当事者のニーズの複雑化、多重問題化について第1章で述べたが、これはミクロ、メゾ、マクロの全てのレベルで、マネジメントの変化を要請している。支援チームは当事者との協働関係の構築に取り組まねばならず、事業所は現場の要請と制度や経済環境の変化に同時に取り組まねばならず、行政は限られた財源と人材で制度の改革を進めねばならない。IPC（IPW）は、このような重層的で困難な課題の一要素である。

（2）制度と組織の複雑化

　医療技術の革新、援助職の専門分化、医療機関の大型化と機能分化、不連続な制度設計についても、同じくすでに指摘した。これら自体が、ニーズや政策・経営環境の変化に対するマクロやメゾの対応の結果であるが、新たな課題をもたらしている。

　モニター類など電子機器が導入された病棟医療での仕事の変化[12]や、保健・医療・福祉複合体の登場による業務内容の変化、あるいは本書のテーマである医療や介護での多職種連携など、ミクロのマネジメント課題が数多く生み出されてきた。メゾレベルでも、設備投資の増大、職種構成の複雑化、複合的な事業展開の要請などに対応することが求められてきた（トピック「病院の組織図問題」（p33）参照）。地域包括ケア体制の構築が多くの自治体にとって新たなチャレンジである。厚生労働省にとっても、民間事業体や他の官庁の動向との間で、制度の改革を進めるのは簡単ではない。

（3）人材の不足

　事態を難しくしている要因に、資源の制約がある。この点は、開発途上国でも、いわゆる「先進国」でも、共通している。

　人材不足は、開発途上国における専門職の不足は良く知られているが、専門分化による多職種化が進んだ「先進国」でも、絶えずマンパワーの増加が要請されてきた。一例としてOECD Health Dataより、病院のベッドあたり職員数の推移を図2-1に示す。

　IPC（IPW）で、資源不足を緩和できるのではないかという期待もある。それが事実かどうかは検討の余地が大いにあるが、少なくともそのためには「連携できる専門職」が必要になる。これこそIPEが求められている理由の最たるものである。

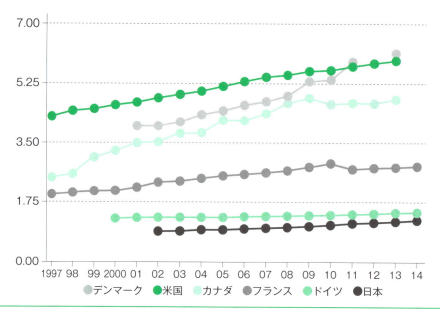

図2-1 「先進国」における病院職員数（ベッドあたり・常勤換算）の推移
（OECD Health Data 2016より作成）

（4）マネジメントの課題

　必要なのは、多職種で構成される組織をマネジメントする能力やそれを体現した人材であるが、それだけではない。ミクロ、メゾ、マクロの課題をつなぎ、使命・目的・利害を異にする事業体や行政機関の間を調整する仕組みとそれを担う人材も、求められている。

3　社会経済的要因

　専門職が連携・協働するうえで、それを取り巻く社会経済的要因が影響する。

（1）財政的制約

　かたや国際的な格差を背景にした途上国の資源制約が、もう一方で「先進国」の財政的制約があり、先ほど述べた人材不足の議論と重なる。我が国でも、社会保障費用の増大が社会問題になって久しい。
　注意したいのは、財政的制約が専門職の連携・協働を要請したという言説の妥当性である。実際、途上国でのプライマリヘルスケアや健康開発の過程で、先進国並みの専門職制度を前提としない人材開発を行う必要があり、そのこととIPC（IPW）の提起は関連していた。
　これに対して、近年「先進国」でも、多職種連携が社会保障費用の削減に貢献すること

> **病院の組織図問題**
>
> 　病院の組織図は、ほぼ例外なく、混乱している。
> 　例えば、最も重要な役割を果たしている病棟部門の責任者が誰なのか、読み取ることができない。
> 　多くの組織図は、院長などのトップの下に、職種別のラインすなわち、医師（医局、診療部門などと命名されている）、看護師（時に介護福祉士を含む）、その他の技術者（薬剤師、診療放射線技師、臨床検査技師、管理栄養士、理学療法士、作業療法士、言語聴覚士、ソーシャルワーカー、臨床工学技士等々）、事務（医療事務、診療録管理、経理、人事等々）などが書かれて、基本構造を作る。
> 　現場では多職種が働いており、例えば一つの病棟には、看護師、医師、病棟クラーク（事務）が所属しており、最近では理学療法士、作業療法士、ソーシャルワーカーが配属されるようになっている。多職種構成の現場をまとめる権限と責任を、担うのが誰なのかが、必ずしもはっきりしていないことが、組織図に反映されているといえよう。
> 　業務には診療科の指示系統が反映することも、病院の組織図を描くことをより難しくしている。

を期待する向きがある。

　しかし、多職種の連携・協働は果たして低コストなケアを実現するだろうか？

　ミクロで見た場合、連携・協働は、一部の職種の負担を軽減するかもしれない。例えば、医師から他の職種に医療行為の権限が委譲されれば、医師の負担は減る可能性がある。

　一方で、連携・協働は調整のための機会コストを発生させる。職種間のコミュニケーションや、調整のための会議のみならず、連携・協働の下準備としての職員研修（work place learning）におけるIPE、いわば現任教育としてのIPEのコストも必要となってくる。

　また、卒前教育におけるIPEの費用も考慮する必要がある。各専門職の既存の教育課程に、連携教育の時間とマンパワーを追加投入しなければならないからである。

　こうしてみると、連携協働を必要とした多職種化はそもそも、社会保障費用増大の一因かもしれない。

　財政的制約が強まる中で、どのように連携・協働を構築するかという問題こそ、解かなければならない。

(2) 当事者主権

　当事者主権が連携・協働に課題を提起している。

　ここでの当事者主権とは、「ニーズの帰属する主体」である当事者[13]が、「自分の身体と

精神に対する」「自己決定権」を持つ[14]という考え方、運動である。その源流は障害者自立生活（IL：Independent Living）運動にあり、女性や患者、性的少数者など多くの当事者の運動に広がっている。その詳細については中西と上野[14]や上野[13]による文献などを参照していただきたい。

　連携・協働が必要となる要因のうち、専門職の分化のみに目を奪われると、当事者主権へのより大きな社会的流れ、当事者も参加する連携・協働の構築を見落とす危険性があることに注意を促したい。

　対人援助において、当事者が主体として参加する場面は増えている。介護保険制度では、当事者と援助者の文書での契約がケアプランを定めるうえで必須とされている。病院医療でも、同意文書の類いが数多く用いられており、延命処置を不要とする生前の意思表明の意義が話題になっていることも、同様である。

　「住み慣れた地域で最期まで暮らす」という地域包括ケアの考え方にも、当事者主権の考え方の影響を見ることもできる。

　それでは当事者主権は、対人援助における連携・協働に何を要請するであろうか。

　上野によれば「当事者主権の考え方は…専門家主義への対抗として成立した」[13]のであり、専門職「だけが」連携・協働する意味を持ちうる多職種連携と、当事者主権は最初から緊張関係にあるといえる。

　多職種連携を行う専門職側には、当事者をどのように理解するかが問われる。各専門職はその専門性を一旦カッコに入れて、当事者についての共通理解を築かなければならないのだが、その共通理解が当事者主権の考え方に立っていることが前提条件として課せられる。

　援助のプロセスで、専門職の間だけでなく当事者と援助者の間の役割・価値の違いを乗り越える必要が生じたことも、重要である。各専門職が独自の専門性を持つとすれば、当事者もまた自分の生活・社会的役割・生きがいを持っている。この間に乖離や対立があれば、ケアの成立が危ぶまれる。

　ケアにおける意思決定のプロセスは、より精密に理解される必要が生じる。例えばリハビリテーション病棟では、カンファレンスの場で多職種が話し合ってまとめた方針が、面談の場で患者や家族に伝えられる。あるいは在宅ケアでは、サービス担当者会議と呼ばれる会議が、利用者の家で開かれ、方針の説明、検討と決定が行われる。これらはその端緒的な現れといえる。

　当事者「主権」がどこまで実現されているかは、大いに議論の余地があるが、少なくとも、援助の現場での意思決定に必要な時間とエネルギーが増えていることは事実である。

(3) 格差・排除・不寛容

　ケアの現場で連携・協働を追い求めている一方で、社会の中に存在する格差、マイノリティの排除、異なる立場に対する不寛容が、それを困難にする可能性もある。

　社会経済的格差は、職種間・事業所間の格差にも影響する。社会的格差が拡大すれば、保健・医療・福祉で働く職種間の賃金など処遇の格差も拡大する可能性がある。それが、さらに職種間の権威勾配や、職種を超えた相互理解の困難を強めるかもしれない。

　また、ニーズの多重問題化は貧困問題とも関連しており、当事者の中にはさまざまな差別や排除の危険にさらされている人も少なくない。

　そもそも、異なる立場に対する不寛容を乗り越えなければ、連携・協働が構築できないのは自明のようにも思われるが、性別、性的少数者、宗教、人種、国籍などの違いを理由にした差別と排除が、当事者や援助チームの中に存在するかもしれない。

　これらの問題に無自覚で、不寛容の克服において未熟なIPC（IPW）組織は、差別や排除に動員される可能性もあることを指摘しておきたい。

（藤井博之）

3 協働によって切り拓くべきこと

　本章では、専門職の協働の望ましくない帰結、それをもたらす要因についてやや詳細に扱ってきた。問題は、これらにどう向き合っていくかである。
　これらの要因には、社会や制度、専門職のあり方など、すぐには動かしがたいものも多い。そのため、一つひとつ除去・コントロールしていこうとするアプローチを論じることは、連携教育そのものの課題から離れてしまうように思われる。
　そこで、ここでは問題を乗り越えた先の風景を提示することで、多職種協働の課題を概観する。

1 ケースストーリーと援助構造の変化

　はじめに、援助にあたっての関係性すなわち連携・協働は、状況に依存して姿を変えること、連携・協働のチームと仕組みがこうした柔軟性を備えるために何が必要かを示す。
　その一例として、病人のケースストーリーすなわち治療と生活再建のプロセスにおける、いくつかの段階＝「病期」による援助関係の変化を検討する。

(1)「病期」と援助課題
　図2-2は、ある人が脳卒中を発症し、治療・医学的リハビリテーションを経て生活に復帰するまでの各場面、援助課題、援助に参加した職種の変化を示したものである。

(2) 援助課題と関係性
　このケースについて連携・協働の切り口で見てみる。時期によって援助課題は救命治療→機能・活動の回復→生活の再建と変化している。援助課題によって、援助の場は集中治療室→急性期病棟→回復期リハビリテーション病棟→自宅と移り、援助者の顔ぶれとその役割も変化する。専門職の多くは、複数の時期に登場しており、それぞれの時期で果たす役割は変化している。
　援助のプロセスを通じて、当事者と援助者の関係が変化している。すなわち、発症当初の患者本人は、援助者の指示通りに治療を受けているが、機能・活動の回復過程では援助

日付	経過	病期	居所	援助の目標	関わった職種						
X年/01/23	自宅で意識障害、左片麻痺を発症。	発症	自宅	救命	ELT						
	病院に救急搬送、ER処置を受け、集中治療室に入院、脳梗塞の判断で加療。	急性期	救命救急室			ME					
			集中治療室								
X年/01/26	3日目に脳外科病棟に転棟、リハ開始し、寝返り起き上がり可能となる。		急性期病棟	機能回復				PT OT ST			
X年/02/27	1か月目に回復期リハ病棟に転棟。屋内自立し、3か月目に自宅退院。	回復期	回復期リハビリテーション病棟	機能活動回復	Dr	Ns	Ph		SW	CW	
X年/04/20	外来リハを継続し、屋外歩行1時間可能となる。		自宅								
X年/08/01	発症6か月目には、身辺動作、一部家事動作、店での作業が可能となった。	生活期		社会参加							
その後	病院への通院と服薬、適宜相談を継続している。		職場と家庭	再発予防							

図2-2 急性期から社会復帰までの脳梗塞症例図

ケースは50代で脳梗塞を発症した男性で、自営業（コンビニ）を営んでいた。
ELT（Emergency Life-saving Technician）：救急救命士　Dr（Doctor）：医師　Ns（Nurse）：看護師　Ph（Pharmacist）：薬剤師　ME（Medical Engineer）：臨床工学技士　PT（Physical Therapist）：理学療法士　OT（Occupational Therapist）：作業療法士　ST（Speech-language-hearing Therapist）：言語聴覚士　SW（Social Worker）：社会福祉士　CW（Care Worker）：介護福祉士

を受けながらセルフケアの獲得などの課題に取り組む主体性を取り戻していく。そして、生活を再建する段階では、生活上の決断を下す主体者として行動するようになる。

　これを、医療から生活支援への移行過程での当事者・援助者関係の変化として、より一般化して図示したのが図2-3である。表中の援助者-当事者関係の類型はSzaszら[15]に、チームのモデルは近藤[10]による。

(3) 専門職と当事者の役割は、どうあるべきか

　救急医療で救命を目標とする一部の段階では、当事者の意思確認が困難なため、本人の意思決定抜きで援助することが許される特殊な場面がある。それが必要なのはわずかな時間で、救命処置後のなるべく早い段階で、当事者主権を中心に据え直し現実的に機能するよう援助が再構成されていく。これを、個別援助の過程で医療モデルから生活モデルへの移行が軸となる一例ということもできよう。

　同一の専門職が複数の時期に登場するが、それが職種の専門分化の一つの契機ともなる。例えば、救命救急治療、脳血管の外科的・内科的治療、医学的リハビリテーション、

病期	救命救急	急性期	回復期・亜急性期	慢性期	生活期
目標	救命	疾患の治療	機能・活動の回復	治療・危険因子のコントロール	生活支援
場所	救命救急室 手術室 集中治療室	急性期病棟	回復期リハ病棟 地域包括ケア病棟	外来医療 在宅医療	施設介護 在宅ケア
援助技術	医療 看護 機能訓練 介護	医療 看護 機能訓練 介護	機能訓練 介護 相談	医療 看護 機能訓練 介護 相談 教育	医療 看護 機能訓練 介護 相談
援助者ー当事者関係	親-幼児的	親-年長児的	親-年長児的 ↓ 成人-成人	成人-成人	成人-成人
チーム構成	医師 看護師 臨床工学技士 理学療法士 作業療法士 ほか	医師 看護師 薬剤師 管理栄養士 理学療法士 作業療法士 言語聴覚士 社会福祉士	医師 看護師 理学療法士 作業療法士 言語聴覚士 臨床心理士 社会福祉士 介護福祉士	医師 看護師 薬剤師 臨床工学技士 社会福祉士 ほか	医師 看護師 理学療法士 作業療法士 言語聴覚士 ケアマネジャー 介護福祉士 社会福祉士
チーム内の関係	中央集権的	中央集権的	分権的	分権的	分権的

図2-3　医療から生活支援への移行過程での当事者・援助者関係の変化

慢性期の再発予防を、それぞれ専門(specialty)とする専門医が存在している。同時に、複数の時期にまたがって役割を果たす医師も存在している。このことは、医師という専門職は、状況に応じて役割を変えながら、医師としての一貫性も保持していることを意味している。同様のことは、看護師や薬剤師、理学療法士など他の職種についてもあてはまるようになりつつある。

また、各専門職は、お互いに一定の代替性を持つ。例えば、機能訓練中にトイレでの排泄が必要になった場合、それを援助するのは、訓練を支援している理学療法士や作業療法士でも、看護師でも、介護福祉士でも、もちろん医師でもいい。あるいは、1970年代の日本の病院では、医師と看護師と少数の理学療法士だけで脳卒中患者を受け入れ、それまでより水準の高いリハビリテーション医療を提供していたことが知られている[16]。これは、看護師が理学療法士や作業療法士の、あるいは理学療法士が作業療法士の機能を、ある程度代替できることを示している。

専門職の仕事の間で、こうしたことがなぜ可能なのだろうか。

一つは、ある専門職の専門性はさまざまな側面を持っていることで説明される。専門職は、援助の場面に応じて、必要な側面を発揮している。個々の側面に特化して能力を開発していくのがspecialistの方向であり、どの側面についても能力を発揮することを重視する

のがgeneralistの方向といえよう★20。

　もう一つは、各職種の専門性は一定の代替可能性を持っていることで説明可能である。専門職が援助の場面で果たす役割は、その場にどの専門職がいるかによって変化し、参加する職種が変化すれば動的に受け渡され、共有されているといえる。

　これらによって、専門職の役割は状況で決まると考えることができる。そこで、専門職には、援助の場面で状況を認識する力が求められる。つまり当事者の援助課題はどういうもので、それがどこまで進んでいるのか、そしてその援助の場面にはどのような援助者が揃っており、あるいは誰がいないのかを把握する能力である。

　そして、そうした状況認識を、当事者を含む他者と伝え合い、共通認識にできる関係性と能力も必要となる。

2　連携・協働による当事者の参加と主権

(1) 援助専門職が当事者の意思決定を妨げる★21

　援助の専門職が当事者の意思決定を妨げることがしばしばある。そうした援助職の考え方を家父長的父権主義（パターナリズム，paternalism）と呼び、医療におけるそれをFreidsonは「医療の専門家支配」と呼んだ[17]。

　専門家支配が当事者の意思決定（自己決定）を妨げるのは、医療に限らず、障害者や高齢者のケアにおいても認められ、中西と上野[14]は「専門家主義」と呼んでいる。

　保健・医療・福祉の専門職支配・専門職主義と、当事者主権は鋭く対立する。

(2) 援助の非対称性と双方向性

　援助の専門性は当事者のニーズによって規定されている。病気の治療というニーズが医師の専門性を要請する。あるいは、病んだ人のセルフケアと回復は看護師の、生活課題の社会的な要因がソーシャルワークのそれを要請する。当事者はニーズの帰属する主体であり、この点で、当事者と援助者の関係には非対称性が存在する[18]。

　付け加えるなら、援助専門職が多職種に分かれているのも、本質的には当事者のニーズの多様性の反映である。

　さて、当事者と援助者が出会うことは、当事者のニーズが充足されるきっかけになると同時に、援助者にとっても自らの専門職としての成長の契機ともなる。

　このことは、一人ひとりの援助専門職が育つ過程にも貫かれている。例えば、患者との

★20 …【専門性と一般性】（③p9）参照
★21 …⑤事例3、9、12、15、18参照

出会いと医療の実践が医師や看護師の成長の契機になる。教員が教育実践における学生や生徒との出会いによって育てられる。専門職がしばしば、自分は患者や生徒に育てられたと語るのは、このことである。援助する者が成長を援助される。これを援助の双方向性と呼ぶこともできよう。

(3) 当事者の意思決定を支える支援★22

当事者主権が「制限される」例として、救命救急の場面が挙げられる。当事者の意識がない、混乱している状態での救命処置を実行するかどうか、当事者の意思決定を待てないことはある。これは、対人援助の全体から見ると緊急避難という例外であり、急性期医療、リハビリテーション医療、慢性期医療のプロセスを通じて当事者主権が回復、強化されていくことは、前節で述べた。

それ以外の援助場面でも、当事者が意思決定困難な能力・状況に置かれるとされる場合がある。例えば、精神障害者の支援、認知症高齢者の支援、幼少期の保育や未成年者の教育などが挙げられる。しかし、障害者支援制度や介護保険制度では、当事者の「自己決定」に基づく支援がうたわれ、成年後見制度などそれを支える仕組みも整備されてきた。

未成年者の保育や学校教育で、当事者主権をどう考えるかは、より複雑な議論になるように思える。子どもたちが自分の人生の主権者に育つことが目標であり、支援のプロセスを通じて当事者主権を育成・強化していくのは間違いない。

保育・教育の当事者は、子どもたちと親・保護者とされるが、両者の間に利害の違いがありえないとはいえない。

共通する問題は、当事者の意思決定そのものを補い支える役割を、誰がどう行うのかということである。この点については、英国をはじめとする諸外国との比較検討が行われており[19]、総合的な制度整備の提案[20]もされている。

それらによれば、当事者の近くで生活を支える人々が、力を合わせて、本人の意思を汲み支えて、意思決定を支援していく方向にある。意思決定支援は、特定の専門職の役割ではなく、多職種協働の課題となっている。

当事者主権は多職種連携に新たなチャレンジをもたらすと述べたが、連携・協働によって当事者主権を支えることもまた期待されているといえる。

3 援助の共通基盤を作る★23

この章の最後に、連携・協働の可能性を担保する根拠について考えておきたい。専門職、当事者、その家族や周囲の人々が、立場の違いを超えて連携・協働しようとする時、何がそれを可能にするのだろうか。

援助は、当事者のニーズに応えようとする営みである。医療でも介護でも、その他の社会福祉援助でも、そこに共通基盤が求められるのは間違いない。しかし、各専門職が当事者のニーズに応えようとするだけでは、十分とはいえない。

　なぜなら、援助の各専門領域は当事者のニーズの多様性に対応して分化しており、その対応関係に沿って当事者のニーズを評価する認識の枠組みを持っているからである。各専門職の当事者理解は、その認識枠組みに規制される。

(1) 三つの共通理解[24]

　ここで、さしあたり三つの条件が満たされる必要がある。一つは、当事者を理解する共通の枠組みがあることである。専門的な認識枠組みは、当事者の全体像から出発したものではなく、援助課題から出発した部分的なものである。自分の人生を生きる全体としての当事者その人を捉える枠組みを、どの援助者も共有している必要がある。このような当事者理解を共有することによって、各援助職は、自分の専門性が当事者の人生の中のどこに位置づけられるか、相対化することができる。

　二つ目は、援助者同士が、互いの認識枠組みの特徴を理解し合っていることである。

　例えば、当事者の生活全体の中で、どの援助専門職がどこからどこまでをカバーしているか、共通に理解されている必要がある。それは、援助者相互が互いの専門性を承認し、尊重し合うことを意味する。

　また、個々の援助者だけでなく、その所属する事業体や業界、地域社会がどのような状況にあるかを理解することも含まれる。

　注意しなければならないのは、当事者理解を前提に専門職同士の他者理解が形成されるのであって、その逆ではないことである。

　当事者理解、他者理解は、援助者の自己理解を裏付ける。当事者のニーズ、多くの専門職がカバーする領域を知ることで、自分自身の専門性についての理解が、よりしっかり構築されるということもできる。

　三つ目が、援助の全体像についての共通理解である。

　これには、当事者主権、援助の双方向性と非対称性の同時的承認が含まれる。

　当事者理解と他者理解によって、専門職同士あるいは専門職と当事者の意思疎通の可能性が拓かれる。たとえ多少の困難を伴っても、専門用語やスタイルの違いを乗り越えてコミュニケーションをとる必要性が理解されれば、言語や伝達スキルの共通化もやがて可能になる。

★22…⑤事例1～5、9、12参照
★23…【チームの成熟とリフレクション】（⑤p145）参照
★24…【その現場ではどんなチームワークが必要か？】（④p1）参照

3　協働によって切り拓くべきこと　41

また、専門職の強みと代替可能性の同時的承認も含まれる。各専門職は専門性に裏付けられた能力を持つが、実際に行っている仕事には他の援助者が代替可能なものもある。

　代替可能な仕事を、その場の条件に応じて柔軟にやりとりできるのは、共通理解が前提となる。さらに、その場を誰がマネジメントするかについて、誰が適した能力や立場を持っているかを現実的に判断することが可能になる。

　三つの共通理解の上に、状況に応じた役割の選択、当事者と多職種の尊重、自己主張（assertiveness）などの態度や、共通言語への翻訳やマネジメント手法などの共通スキルの必要性が明確になる。

（藤井博之）

引用文献

1) World Health Organization（WHO）：Learning Together to Work Together for Health；Report of a WHO Study on Multi-Professional Education of Health Personnel（Technical Report Series 769）．WHO, 1988.
2) Reeves S, Espin S et al.：Interprofessional Teamwork in Health and Social Care. Wiley-Blackwell, 2010.
3) 才藤栄一，園田茂：FIT プログラム；統合的高密度リハビリ病棟の実現に向けて．医学書院，2003, p4.
4) 吉村博邦：総論；新しい専門医制度．月刊地域医学 29:857-860, 2015.
5) 日本看護協会：専門看護師・認定看護師・認定看護管理者．日本看護協会（Online），〈http://nintei.nurse.or.jp/nursing/qualification/about_institution〉，（accessed, 2018-1-29）.
6) 植松光俊，中川法一：関連職種の資格制度；理学療法士．総合リハ 45:861-866, 2011.
7) 中村春基：関連職種の資格制度；作業療法士．総合リハ 45:955-958, 2011.
8) 認定社会福祉士認証・認定機構：認定社会福祉士制度の検討経緯．認定社会福祉士認証・認定機構（Online），〈https://www.jacsw.or.jp/ninteikikou/contents/01_kiko/06_keii.html〉，（accessed, 2018-1-29）.
9) 大野更紗：困ってるひと．ポプラ社，2006.
10) 近藤克則：医療・福祉マネジメント；福祉社会開発に向けて　改訂版．ミネルヴァ書房，2012.
11) 吉浦輪：コミュニティワークから見た保健・医療・福祉の総合化．大原社会問題研究所雑誌 476:1-13, 1998.
12) 川上武，藤井博之，他：日本の「医療の質」を問い直す．医学書院，2006.
13) 上野千鶴子：ケアの社会学；当事者主権の福祉社会へ．太田出版，2011.
14) 中西正司，上野千鶴子：当事者主権．岩波書店，2003.
15) Szasz S, Hollander MH：A Contribution to the Philosophy of medicine；The Basic Models of the Doctor-Patient Relationship. AMA Arch Intern Med 97:585–592, 1956.
16) 二木立，上田敏：脳卒中の早期リハビリテーション．医学書院，1992.
17) Freidson E：Professional Dominance；The Social Structure of Medical Care. Atherton Press, 1970（進藤雄三，宝月誠・訳：医療と専門家支配．恒星社厚生閣，1992）.
18) 前掲13），p67.

19) 菅富美枝:障害(者)法学の観点から見た成年後見制度;公的サービスとしての「意思決定支援」.大原社会問題研究所雑誌 641:59-77, 2012.
20) 日本弁護士連合会:日本弁護士連合会第58回人権擁護大会シンポジウム第2分科会基調報告書;「成年後見制度」から「意思決定支援制度」へ〜認知症や障害のある人の自己決定権の実現を目指して〜. 日本弁護士連合会(Online), 〈https://www.nichibenren.or.jp/library/ja/jfba_info/organization/data/58th_keynote_report2_1.pdf〉, (accessed, 2017-9-15).

協同医書出版社の最新刊

最新刊 ラーニングシリーズ IP
インタープロフェッショナル
保健・医療・福祉専門職の連携教育・実践
［全5巻］（すべてB5判・2色刷）

近年、保健・医療・福祉領域において、さまざまな専門職が互いの専門性について学ぶ「IPE（多職種連携教育）」、そしてそうした相互理解をもとに連携して働く「IPC・IPW（多職種連携協働・実践）」の重要性が注目されています。本シリーズは、そうした連携のために必要不可欠な概念として注目されている「IP（インタープロフェッショナル）」の教科書です。

IPを学び、実践する！

IPを学ぶ学生、専門職種、研究者など、あるいはその学習環境に応じて①IPの理論研究、②教育現場での教授ツール、③学生・初学者向けの入門テキスト、④臨床現場での体制づくりのためのガイド、⑤事例集というそれぞれ特徴的なアプローチによる全5巻構成になっています。さらに、異なる巻同士で互いの内容に関連性がある箇所には「リファレンス」を設け、より深い学習が可能です。

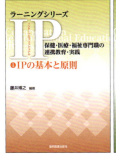
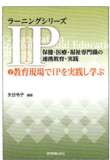
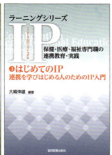
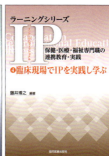
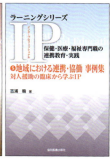

❶IPの基本と原則
藤井博之●編著
●112頁　定価（本体2,000円＋税）　ISBN978-4-7639-6029-0

❷教育現場でIPを実践し学ぶ
矢谷令子●編著
●132頁　定価（本体2,800円＋税）　ISBN978-4-7639-6030-6

❸はじめてのIP
連携を学びはじめる人のためのIP入門
大嶋伸雄●編著
●240頁　定価（本体2,600円＋税）　ISBN978-4-7639-6031-3

❹臨床現場でIPを実践し学ぶ
藤井博之●編著
●128頁　定価（本体2,800円＋税）　ISBN978-4-7639-6032-0

❺地域における連携・協働 事例集
対人援助の臨床から学ぶIP
吉浦 輪●著
●168頁　定価（本体2,400円＋税）　ISBN978-4-7639-6033-7

KYODO ISHO 協同医書出版社　〒113-0033　東京都文京区本郷3-21-10
Tel.03-3818-2361／Fax.03-3818-2368
http://www.kyodo-isho.co.jp/

ラーニングシリーズ IP インタープロフェッショナル
保健・医療・福祉専門職の連携教育・実践 [全5巻]

各巻の特徴と読者対象

IPを理解する！　＜IPに関心がある全ての方におすすめ！＞

❶IPの基本と原則　［藤井博之 編著］

IPを理解するうえで欠かすことのできない基本的な知識や原則を詳しく解説した、IPに関心がある全ての人にとって必須の基本書。IPの発展の歴史的な経緯や、IPがなぜ現場で求められているかの背景、日本におけるIPの現状などを詳しく解説しています。また、IP研究のレビューや、世界各国で実践されているIPに共通するコンピテンシーをまとめています。他の巻を読むにあたって、まずは知っておくべき内容が網羅されているので、第1巻を出発点として、自分の興味関心のある領域に沿って他の巻へと学習を進めていくことが可能です。

IPをどう教える？　＜教員の方におすすめ！＞

❷教育現場でIPを実践し学ぶ　［矢谷令子 編著］

主に保健・医療・福祉専門職を養成する学校の教員のためのIPE入門書。教員としての基本的な知識を身につけたうえで、それぞれの学校でIPEを推進し、学生へ連携を教授する方法を解説しています。実際に著者が所属していた大学でIPEを実践した経験に基づく事例や方法を数多く紹介しているので、IPEの実践を目指す教員の方は、今後自身で授業やプログラムを編み出していくための参考にすることが可能です。IPEを実践している教員の実践報告や、実際にIPEを受けた学生の声なども紹介し、IPEを志す教員にとって必携の一冊となっています。

IPって何？　＜学生・初学者の方におすすめ！＞

❸はじめてのIP　［大嶋伸雄 編著］
連携を学びはじめる人のためのIP入門

主に学生・初学者の方を対象にしたIPの入門書。IPE、IPC（IPW）、連携といった言葉に関心はあるけれど、何から勉強すればよいかわからないという方は、本シリーズの①と共にまずはこの本から学びはじめることがお勧めです。IPや連携、チームといった基本的な概念を詳しく解説し、またさまざまな保健・医療・福祉の専門職種とその仕事内容を紹介しているので、連携して働く可能性のある他の職種についての理解を深めることができます。重要な言葉や概念には「キーワード」や「学習のポイント」の解説を配置し、非常に学習しやすい構成になっています。

IPで現場を変える！　＜臨床家の方におすすめ！＞

❹臨床現場でIPを実践し学ぶ　［藤井博之 編著］

すでに臨床現場で働いている専門職の方を主な対象とした、実践のためのIP入門書。病院施設や地域ケアの現場で、周りの専門職と一緒にIPを実践しながら学んでいくための方法を詳しく解説し、職場内での勉強会などを進める際に活用することができます。さらに、IPを実践するうえで臨床家が気をつけなくてはならない観点や、共有しておくべき共通理解を提示しています。全国各地でIPを実践している臨床家の方々の報告も数多く紹介し、また特に連携が必要となる被災地医療支援におけるIPの実践も紹介しています。

何が現場の問題なのか？　＜IPに関心がある全ての方におすすめ！＞

❺地域における連携・協働 事例集　［吉浦 輪 著］
対人援助の臨床から学ぶIP

病院施設や地域におけるさまざまな困難事例を通して、専門職がどのように対象者を理解し、協働していけばいいのかを考え、学ぶことができる事例集。患者・当事者の困難な状況のみならず、専門職側に問題・原因がある事例も数多く提示され、現場の複雑な問題に対応する考え方を身につけることができます。また、課題・問題別のサブテーマが設けられ、自身の関心のあるテーマに沿って学習することも可能です。学校教育や臨床現場でのディスカッションの材料として幅広く使用することが可能で、IPを学ぶために必携の事例集となっています。

第3章

IPC（IPW）とIPEの歴史と課題

本章のポイント
- IPEの歴史を知るうえでは、各専門職の歴史を横断史の積み重ねとして理解する作業が必要である。
- 国際的にはIPEは第2次大戦後に先進国や途上国でそれぞれに取り組みが始まり、展開を見せた。
- 我が国では1990年代後半に紹介され、全国の教育機関に広がりつつある。

1 背景を知るために

IPC（IPW）とIPEの歴史を考える前に、その前提となるいくつかの論点について触れる。

1 対人援助専門職の歴史をどうみるか

専門職の連携教育を歴史的に語ろうとすれば、当然ながら、各専門職の教育の歴史を理解することが前提となる。保健・医療・福祉に携わる専門職の歴史は、それぞれが独自の研究テーマである。

本来ならば、本節では、各専門領域の歴史を横断的に比較し結合しながら、現在の状況の理解につなげる、いわばInterprofessional Historyが必要とされる。しかし残念ながら、現時点でこの要請に応える先行研究はほとんどない。もちろん各領域の歴史的記述はあり、参照可能である。ただし、それらを横断的につなげる歴史観や史料などを示した成書と呼べるものはまだほとんどなく、著者もまた本格的な記述の準備が整えられていない。

ここでは、範囲を保健・医療・福祉に限って論点の提示を試みることとする。

（1）分化か合流か

まず、連携・協働という本書のテーマに照らすと、第一に分化か合流かという論点がある。すなわち、さまざまな専門職が成立する過程で、一つの職業が専門分化してきたのか、それともルーツを異にする職業が合流して保健・医療・福祉という分野を構築してきたのかという問題である。

前者の議論を支持するものは、医師、薬剤師、理学療法士、作業療法士などの医療職の歴史をみると、いわゆる「西洋医学」についてはそのルーツを、ヒポクラテス（B.C.460〜370）に代表されるギリシャ医学に求められることである[1-5]。

これらの職種が、医師と別の道を歩み始めた時期には、違いがある。特に薬剤師の医師からの分離は、6世紀のローマや10世紀以降のペルシャ、中世のヨーロッパと、長い時間をかけて成立していったとされ、最も古い[1,2]。職業領域としての理学療法士の成立にも長いプロセスがあるが、Per Henrik Lingがスウェーデンでthe Royal Central Institute of

Gymnastics（RCIG）を起こしたこと（1813年）が一つの起点とされている[3]。作業療法については、18世紀末フランスのPhillipe Pinelによる道徳療法をはじまりとする考え方が有名である。また、作業療法士が独立した職業となった起点は、1917年米国におけるthe National Society for the Promotion of Occupational Therapyの設立とする考え方が有力なように思われる[4,6]。時代の違いはあるが、これらを専門職の分化の例と考えることは、可能であろう。

それに対して看護師は、医師とは別のルーツを持つと考えてよい。例えば、成書に書かれた看護師の歴史では、ヒポクラテスの名は挙がらず、病や貧困に倒れた人々を受け入れた施設（hospital）で、人々のケアを担当した働き手がルーツとされており[7-9]、そのような施設＝病院（hospital）で看護師と医師が一緒に働くようになるのは、19世紀になってから本格化したとされる。

ソーシャルワーカーは、当然ながら、さらにルーツを異にする。社会福祉思想もまた「ギリシャの博愛と、原始キリスト教の慈善に始まる」[10]とすることはあるが、ヒポクラテスやギリシャ医学との関連に触れた成書は見当たらない。働き手としてのソーシャルワーカーが登場するのは、資本主義社会の矛盾が社会問題化し、それに対応する社会事業が展開されるようになる19世紀以降である[10-12]。

このように見ると、対人援助専門職の成立と相互の連携・協働は、ある時は分化しある時は合流し、複雑な経緯を辿ってきたといえる。

2 近代医学と福祉社会

(1) 専門職の成立

第二の論点は、現代社会の多職種連携を議論する際に扱う、我々の知っている専門職が、その専門性（対象、方法、価値）を獲得した時期をどう把握するかである。

上述したように、医師、看護師、理学療法士、作業療法士、ソーシャルワーカーが、近代的・専門的な職業として成立した19世紀は、資本主義の発達と矛盾の激化、搾取と収奪、階級闘争、国家間の対立と争い、革命と戦争の時代でもあった。

この時代が、対人援助の専門職を生んだ直接の契機は、救貧対策に始まった社会福祉事業と、近代的な医学と病院が、ヨーロッパで成立したことであった。

20世紀に入ると、米国が、医学や病院でもソーシャルワークでも、そのあり方について国際的な影響力を強め、世界の中心となっていった[13]。その背景には二つの世界大戦を経て、米国経済に「地球規模での優位」を与えられたこと[14]があった。特に病院については、米国の医学とその実践場所である米国の病院が、医療のあるべき姿と思われるようになった。

20世紀後半、正確には第2次世界大戦の後になると、これらの専門職はそれぞれ発展の時期を迎えた。その背景には、先進国の経済成長と途上国の経済開発がある。一方で、階層間、地域間、国家間の経済的格差が解消されず、むしろ拡大し、それを緩和するための社会保障制度が成立した。その代表は英国の国民保健サービス（NHS：National Health Service）や日本の国民皆保険といえよう。

　科学技術の革新が医療に及び、専門医制度を代表とする医療職の専門分化が進行した。

　こうした社会経済的、科学技術的背景のもとに、多くの専門職が対人援助の分野で活躍するようになった。

（2）協働のモメント

　第三の論点は、こうして登場した専門職が、互いに連携・協働して働くようになってきたモメントに、何があり、それがどのような経過を辿ったかである。

　これについては当事者の主権と参加、社会資源の制約、援助ニーズの変化の4つを挙げることができる。

　まず、福祉受給権をめぐる日本の朝日訴訟（1957年提起）や1960年代米国の福祉権運動[10]、同じく人種差別に反対する公民権運動、1970年代の自立生活運動（IL運動）に代表される障害者の自己決定をめぐる運動などを、当事者主権を求める一つの大きなうねりと捉え、Friedson[15]による"専門家支配（Professional Dominance）"の指摘も、この流れの中に置くことができる。

　また、当事者の参加が保健・医療を実践するうえで必要なことを示したのが、プライマリ・ヘルス・ケアに関する国際会議で1978年に採択されたアルマ・アタ宣言である[16]。そこではヘルスケアにおける住民参加について下記のように述べられている。

　『The people have the right and duty to participate individually and collectively in the planning and implementation of their health care（人々は、個人または集団として、自らの保健・医療の立案と実施に参加する権利と義務を有する）』[17]

　この背景には、途上国の保健・医療における社会資源の制約があったことは、よく知られている。

　米国で開発されてきた病院システムを支えるには、豊かな社会資源（そこには多くの専門職も含む）が必要であり、それを「途上国」が賄うことは極めて難しかった。のみならず、米国自身を含む「先進国」でも医療費・社会保障費の増大は社会問題化されてきた。

　決定的なのは、疾病構造の変化や生活課題の複雑化・多重問題化、援助の技術・組織・制度の複雑化、社会における葛藤と軋轢などの援助ニーズの変化が進行したことである（第1章）。

　多職種連携は、これらの課題の解決に貢献できるかどうかを問われている。

3 戦後日本の保健・医療・福祉多職種体制

　戦後の日本で、多職種連携がどのように準備されたかについても、簡単に振り返っておきたい。

　敗戦からの復興期から高度経済成長期に至る過程で、社会保障制度の整備が進められた。中でも1961年の国民皆保険体制の成立は、戦前から連続した開業医制度と結合して、日本型医療システム[18]を形成し、医療機関の増加、規模拡大の土台となった。景気の変動に伴って、医療費の増大が繰り返し問題となっていたが、1981年には、ついに医療費政策の基調が社会保障費抑制へ変化した。

　この間、疾病構造の中心が急性感染症や結核などから、がん、心臓病、脳卒中や慢性疾患へと変化し、人口構成の高齢化、少子化が進んだ。

　病院の規模や施設・設備は拡充され、診断・治療の成果も上がり、並行して専門職制度の新設と養成数の増加も進んだ。リハビリテーション医療をはじめ、チーム医療の取り組みが広がっていった。

　1990年代になると、高齢者やがん患者、機能障害を後遺する患者、精神障害者などで、病院医療の限界も指摘され、在宅医療・ケアが注目された。社会福祉の分野では、それまでの分野ごとの施策を超えた地域福祉がメインストリームとなった[19]。

　この間に、我が国の保健・医療・福祉の専門職制度は、大きく拡充されてきた（p13,表1-1）。

　今日では、地域包括ケアシステムを支える専門職の多職種連携が、政府・行政によって要請されるようになっている。

（藤井博之）

2 IPEのグローバルな発展と達成の歴史的概観

1 はじめに

　IPEの目的は、学生と専門職に、共に学び、効果的に協働するマナーで仕事をする態度とスキルを身につけていく機会を提供することである。IPEへの関心はこの数十年の間に大きく高まった。40年前にIPEに熱意を持つ少数の人々が世界各地に点在していた時から、IPEの運動は急激に成長し、現在では多くの医療とソーシャルケアに共通する特徴的なカリキュラムになった。本節では、過去数十年におけるIPEの主な発展と達成の概要を説明する。特に、IPEのはじまり、IPEで用いられているさまざまな学習法・指導法、効果的なIPEの持つ組織的な要素はもちろん、そのエビデンスの基盤にも焦点を当てる。最後に、IPEの未来における成長の方向性に光を当ててしめくくる。

2 IPEの成長

　世界中で、およそ40年以上をかけて、医療政策立案者は医療の制度とアウトカムを改善するうえでIPEが主要な役割を果たすことを確認してきた[20-22]が、この20年ほどは特に、IPEが教育課程、調査、政策、調整する活動などの前面に、国際的なレベルで押し出されてきている。IPEは、『2種類または2種類以上の職種が、連携とケアの質を改善するために、共に学び、相互の職種から学び、相互の職種について学ぶこと』と、しばしば定義されている[23]。このタイプの教育を推進することは、患者の医療ニーズと医療制度が複雑かつ多面的な性質を持つことに起因する。そしてIPEの研究によって、多様な医療専門職が連携し、効果的に業務を行うことは、効果的で包括的な医療の提供に欠かせないことが明らかにされている。

　異なる医療従事者が、効果的に意思疎通し協働することが難しいことは、多職種連携と患者の安全に関する文献などで、数多く報告されている。例えば、多職種連携がないことが、患者を傷つけ、けがを負わせ、死に至らしめるような医療事故が世界中で引き起こされている原因の中心にあるという報告が数々の研究でなされている[24,25]。一例として、多職種間の意思疎通の欠如が、米国の合同委員会（The Joint Commission）に報告された医療

におけるエラーの約3分の2を占める最大の原因であることがわかっている[26]。

したがって、医療専門職には、安全で質の高いケアを患者に提供するために、効果的に協力して働く心構え、知識、スキルや姿勢などを身につけるための、教育や研修が必要であることが明らかである。これまでの議論によれば、学生や医療専門職に対する伝統的な医療専門職教育のアプローチは、効果的なコラボレーターになるための能力（Competency：コンピテンシー）を身につけさせるには不十分である[24,27]。その結果、IPEの導入を提唱する教育改革が求められてきた。教育政策においては、より改善された医療を提供するために、効果的な多職種連携チームの一員として貢献できる能力を養ううえでの鍵となる役割がIPEにあることが確認されてきた。全体としてこれらの政策は、IPEが行われる機会をもっと増やして、医療専門職が一緒に働いてよく調整されたサービスと、より良い患者へのケアが提供できることを要求する。

ある報告書には、以下のような記述がある。

『医療提供者を教育する方法を変えることが、制度の変更を成し遂げ、医療提供者が、多職種チームと進化する医療システムの中で効果的に働くために、必要な知識と研修を保証する鍵である』[28]

主要な二つの国際的報告書[20,29]が共に、世界中で医療専門職の教育制度を改革する必要があり、IPEを普及させることを通じて、学習者が協働する能力を身につけていく機会を提供する必要があることを明確に示している。WHOは、医療専門職が協働的なやり方で働けるようになるのに必要な能力を獲得するために、IPEが重要であることを指摘している。この文書はまた、IPEと実践における協働が、世界各地でばらばらのままあがいている医療制度を改善するために重要であることを、以下のように強調している。

『多職種が連携する医療チームは、チームメンバーそれぞれのスキルをいかに活かし、ケースマネジメントを共有し、患者と地域社会により良いケアを提供するかを理解している。こうして強化された医療システムは、医療のアウトカム（結果）を改善する』[21]

1980年代以降のもう一つの重要な発展は、IPEおよび実践における協働を推進するために働くナショナルセンターの増加である。世界最初の推進機関は、1987年に設立されたCAIPE（Center for the Advancement of Interprofessional Education）である。その後、他の国でも独自の組織が設立された。CIHC（Canadian Interprofessional Health Collaboration）、AIHC（American Interprofessional Health Collaborative）、JIPWEN（Japan Interprofessional Working and Education Network）、AIPPEN（Australian Interprofessional Practice and Education Network）、National US Center for Interprofessional Practice and Educationなどである。各機関の詳細は以下のウェブサイトを参照されたい。

- AIHC【https://aihc-us.org/】
- CAIPE【https://www.caipe.org/】
- CIHC【http://www.cihc.ca/】
- JIPWEN【http://jipwen.dept.showa.gunma-u.ac.jp/】
- National US Center【https://nexusipe.org/】

　普及という点では、この20年間近く、多職種連携の領域での専門学術誌は「Journal of Interprofessional Care（JIC）」のみであった。しかし、ここ数年に新たな3つの多職種連携の雑誌（「Journal of Research in Interprofessional Practice and Education」「Health and Interprofessional Practice」「Journal of Interprofessional Practice and Education」）が創刊された。こうした発展は重要で、4つの雑誌によって、多職種連携の学問分野が今まさに普及しつつあることが良くわかり、IPEの学問領域が成熟してきていることを示す良き指標であるといえる。

　同様に、多職種連携の国際的な学会も増加している。世界最初の学会であるAll Together Better Healthは1997年に初めて開催され、これまで、カナダ、米国、スウェーデン、日本、英国で開催されてきた[★25]。その他にも多職種連携の国際会議があり、スウェーデン、デンマーク、ノルウェーで北欧の多職種連携の研究者が中心となって開催しているNIPNETや、カナダと米国の他職種が行うCollaborating Across Borders、ヨーロッパのthe European Interprofessional Education Network conferenceなどがある。

3　多職種連携学習と教授のアプローチ[★26]

　これまで、IPEの発展の経過をみてきたが、本項では、IPEを成功に導くうえで鍵となる学習と教育のアプローチをいくつか述べる。

(1) インタラクティブ・ラーニング（双方向学習）

　前項に示したIPEの定義では、学習者の中で多職種間の相互作用が明らかなことが必要だと強調されていたが、ここでいう相互作用は効果的な協働のために求められる能力の開発を促進するものを指す。相互作用を導き出す教育的戦略は、したがって、IPEにおける要求事項である。以下に、IPEに用いられる相互作用的な学習方法を示す。

[★25] …【ATBH（All Together Better Health）の学生フォーラム】（③p195）参照
[★26] …【保健・医療・福祉のIPE】（②p31）参照、【病院や施設での連携教育・学習】（④p45）、【地域ケアでの連携教育・学習】（④p67）参照

- 交換ベース学習（ゼミや講義での討論など）
- 観察学習（患者・利用者への同行訪問など）
- 行動ベース学習（問題に基づく学習・問題解決学習）
- シミュレーション学習（シミュレーション臨床学習など）
- 実践ベース学習（多職種臨床実習など）
- Eラーニング（オンライン・ディスカッションなど）
- 混合学習（交換学習とEラーニングを統合した学習など）

　IPEを牽引する機関で展開される学習活動の例は、文献の中で数多く紹介されている。例えば、Brashersら[30]は、IPEコースの中の多職種が参加するワークショップで、交換ベース学習（exchange-based learning）を使用した例を報告している。Sanborn[31]は学生に対するIPE課程でEラーニングを導入した例を報告している。さらに、一つのIPEの中でさまざまな双方向的学習方法を組み合わせると、学習の体験をより刺激的により興味深くするのみならず、学習に深みを与えることができる。その例として、BrewerとStewart-Wynne[32]は、学生に実践ベース学習（practice-based learning）と交換ベース学習を提供する多職種連携研修病棟を紹介している。その他の、さまざまな学習方法を組み合わせた例についてはOwenら[33]やLuetschとRowett[34]などを参照されたい。

（2）チームビルディング活動

　双方向的なチームビルディング活動を用いることは、何年もの間、IPEを成功させる鍵となる要素であり続けてきた。例えばアイスブレイキングの時間を取ることは多職種チームの団結を高める。こうしたセッションは、各々の学生がIPEの場に持ち込んできた、他職種に対する否定的な固定観念や、敵意を伴う専門家特有の憶測などに、双方向的にしかもはっきりと注目することを可能にする。チームビルディングのセッションは、プロフェッショナリズムの問題点、例えば専門領域間の境界線の保護主義というような問題を解きほぐし、探求するために特に有効でありえるが、このことは多職種協働の中心課題でもある[35]。このセッションは特に、一緒に働いたことがない参加者同士がチームビルディングを行う際の助けとなる。既存の多職種連携チームにとっても、日常の職場を取り巻いている組織の階層性や、権力の格差に関連した問題を解体することを可能とする。

（3）非公式な職種間学習

　IPEのコースにおいて、非公式な学びの機会（学習者が講義や実習以外の公的でない場面で会い、公式な学びすなわちIPEの課程について各々の視点を話し合うこと）を取り入れることが、役に立つことがわかっている[36]。非公式な学習は、リラックスした環境で仲間、同

僚、上司などと意見を交換し合い、指導を受ける助けとなる。こうした活動は、IPEの課程に明示して組み込むことが可能で、懇親会でリフレクションを共有することを通じて、教育課程の鍵となる目標を達成する助けとなる。例えば、学習者同士が休憩時間に、お互いの学習経験を話し合う機会をもうけるなどの工夫ができる。また非公式な学習の機会は、より"非計画的に"発生することもある。例えば、学生同士が公式のIPEセッションの後で、カフェやバーで非公式に集まり、お互いの学びについて話し合い、経験したことのリフレクションを行う機会を持つことが、学生たちが共有した体験の中でも価値の高い部分になっていることが観察されている[37]。

（4）多職種を混ぜ合わせること

　この10年くらいの間に、効果的なIPEは複数の職種がバランス良く参加していることを要求することがわかっている。IPEに各職種から同数のメンバーが混ぜ合わされて参加しているグループでは、特定の職種に有利に偏りすぎないので、一つの職種の人数が多い場合にその職種がグループを支配して意思疎通が阻害されるようなことにはならない。しかし、職種間のバランスを保証するのは、手ごわい仕事になりがちである。資格取得前の学生にとっては、各専門職課程それぞれに異なる時間割の中で、どの課程の学生にとっても都合の良い日程の隙間をIPEプログラムのために見つけるのは難しい。時間割の隙間を縫う困難さを回避する戦略の一つは、IPEを規定単位数外のカリキュラムや選択科目とすることで、柔軟性をもたせることである。

　有資格の専門職に対するIPEでは、業務上の要請からチームの構成が影響を受けやすい。特にIPEのセッションが参加者の職場の近くで行われる場合は、参加者が現場に呼び戻されることもある。同様に、IPEコースが数日間、数週間の長期間にわたって実施される場合は、現場の業務スケジュールの妨げともなりうる。こうした問題を乗り越える一つの手段は、参加者の職場から離れた場所でIPEを実施することである。これは、公式と非公式の両方の学習活動がつながりやすい学習環境を提供できるという意味でも価値がある。しかし職場では、研修参加者の不在をカバーしなければならず、コストのかかる選択肢でもある。

　IPEをより効果的に実施するには、参加者のチームのサイズは大きすぎない方が望ましい。それは、チームが大きすぎるとメンバー同士の意思疎通が取りにくくなるためである。一般的に、IPEコースでは、グループの参加者は5人から10人が最適とされている[37]。とはいえ、予算上の制限からそのような少人数のグループ学習は難しいことがある。そうした状況下では、組織の上級管理者のサポートが必要不可欠となる（この点については本節後半で詳しく触れる）。

表3-1　IPEの評価のための修正Kirkpatrickモデル（修正はBarrら[36]による）

Outcome	Details
Level 1 反応	学んだ経験とその経験が含む多職種の相互関係の特質について、学習者からの見え方
Level 2a 態度や認識の修正	参加者グループ・チームにおける相互の態度や認識の変化
Level 2b 知識とスキルの習得	多職種協働に関連する知識やスキルの習得
Level 3 行動の変化	多職種連携学習で得た学びの実践現場への持ち帰りと、専門職としての実践への反映
Level 4a 組織的な実践の変化	組織とケア提供におけるより多岐におよぶ変化
Level 4b 患者にとっての利益	患者の健康と幸福の改善

（5）学習成果

　IPEの学習成果の主なものとして、Kirkpatrickの4段階評価法モデルを修正し、6つのモデルにまとめたもの（表3-1）を示す[36]。

　表3-1で示すように、IPEコースをデザインする際に期待される成果として焦点を当てる点には、学習者の個人的な反応（レベル1）や協働についての知識の変化（レベル2a）から、患者に対するケアの改善（レベル4b）まで、幅がある。この類型は、IPEの系統的レビューにおいて、この形態の教育によってもたらされる多様な成果を分類するうえでも有効である[27,38,39]。

（6）効果的なファシリテーション（促進）

　IPEのファシリテーションを成功させるには、さまざまな責任と要望を取り仕切るスキル、経験、準備が求められる。ファシリテーターはIPEに関わるさまざまな職種のプログラムで養成されることが理想的である。ということは、特に資格取得前の場合は学生数によって多くのファシリテーターも必要となりうる。この仕事のために求められる特性は幅広く、それらを以下にまとめる。

- 多職種連携実践の経験（ファシリテーションを行う際に自身の経験を活用する）
- 双方向性のある学習方法に対する深い理解
- グループダイナミクスの知識
- 多職種グループとともに働くうえでの自信

・ロールモデル、協働的な学習の手本となりうる能力
・柔軟性（グループ内に存在する専門性の違いを創造的に活用すること）

　他の小グループ教育と同様に、ファシリテーターはチームの構成と成長を注視し、全ての参加者が平等な形で活動に参加できるよう安全な環境を整え、支援を行う必要がある、IPEファシリテーターとしてもう一つの核となるスキルは、専門職種間に存在する伝統的な力のヒエラルキーが表面化する瞬間を捉え、参加者を患者ケアのために一つにまとめられた計画という共通のフィールドに立たせる能力である。

（7）概念的モデル

　IPEに関する文献を引用すると、近年、米国医学研究所（IOM：Institute of Medicine）[40]がIPEの学習と教育アプローチに関する、つながっていながら互いに異なる構成要素についての理解を助ける概念的フレームワークを開発している。

　図3-1に示されるように、IPEは公式の教育課程と非公式の学習課程を併せて、学部（資格取得前）教育から大学院、そして資格取得後の卒後研修（生涯教育）への連続した学習の流れに沿って、頻度を増しながら行われるのが理想的である。この図は、多くの促進要因

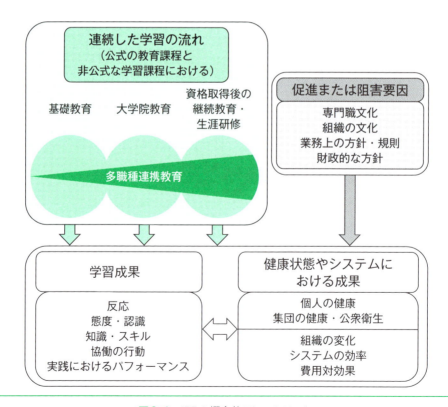

図3-1　IPEの概念的フレームワーク

と阻害要因がIPEの実施に影響を及ぼし、それらの要因は業務上の方針、資金的な方針とともに専門職や組織の文化を含んでいることをも示している。全体として、これらの要素は表3-1に示したものを基礎とする学習成果や、患者の健康にもたらした成果、組織にもたらした成果に影響を与えることも示している。

IPEの実施 ★27

　この項では、組織的な要因が、さまざまな臨床実践や教育の現場でのIPEの開発と実施について、重要な支えとなって達成を助けるかについて述べる。

(1) マネジメントによる支援

　マネジメントの支援は、IPEの課程を成功に導くために不可欠である。IPEへの関心と知識、経験を兼ね備え、擁護者となって、IPEに優先順位と計画を与える上級幹部の存在が決定的である。また、IPEの開発と実施に必要な資源を考慮すれば、あらゆるレベルでの組織の方針とリーダーシップの行使が不可欠である。

　必要とされる組織的な支援の特徴は、教育の段階に規定されることがしばしばある。資格取得前の教育においてIPEを計画・実施するうえでは、組織上の障壁が数多く立ちはだかる。それは、学生数が多いこと、資格取得に必要な単位数、固定的なカリキュラムなどの存在である。このことは、このタイプの教育を行ううえで適切なキャンパス（コースを実施する会場）の確保など、運営面での難しさももたらす。加えて、各グループの学生の専門課程のタイミングが異なることで、IPEを実施する適切な時間の調整が難しくなる。参加している専門職団体に説明責任を果たし、承認を得る過程では、状況はしばしばさらに複雑になる。

　資格取得後の専門職のIPEは、組織的または運営面での障害が少ないので計画するうえではより問題が少なくなりうるものの、専門職がIPEプログラムに参加するための時間や資源を十分に確保するためには、やはり上級管理者の支援が必要である。さらにいえば、参加者がIPEプログラムで獲得した知識を連携協働の実践に持ち込むことを成功させるためには、マネジメントの支援は不可欠である。

(2) 計画のプロセス

　IPEを成功に導くのは複雑なプロセスである。計画、実施、評価など多様な業務を行うためにさまざまな専門職が関わることになる。実際のところ、あるIPEを立ち上げるため

★27…【IPEの実践】（②p41）参照

には、異なる専門職を巻き込み、ある種の責任感と深い関わりを共有するイニシアティブが欠かせない。教員たちをプログラム評価の開発計画に関わらせることも、その評価の所見がプログラムの開発に役に立つ可能性を高めるという点で極めて重要である[41]。

IPEを開発することは時間とエネルギーを要するので、開発に関わるチームのメンバーには献身と情熱が求められる。しかし、数人の情熱あるメンバーに開発を頼ってしまって、そのメンバーが他の組織へ異動・転職した時に、長期的な持続可能性が失われる場合もみられる。

全てのIPE課程において、効果的なリーダーシップは、IPEの成功を支える中心的役割を担う[42]。最も重要なことには、そのような効果的なリーダーは、IPEの活動をコーディネートし、カリキュラム開発、効果測定、プログラム評価における進展を確実にすることができる。リーダーは定期的に計画のための会議が開かれるように手配し、計画チームのメンバーの持つ異なる視点を検討しながら、確実に合意がまとまるようにする必要がある。また、IPEを計画するチームが、共通の目標にむかって働くように励ますイニシアティブが取られることを想定し、それをしっかりと共有させる必要がある。メンバー間に異論が生じたら、リーダーは、それらが十分に議論され、解決されるよう働きかける必要がある。

IPEを継続することは複雑である。その実現には、参加者同士の円滑なコミュニケーションと、カリキュラム開発から効果判定、プログラム評価に及ぶ情熱が求められる。IPEを導入することについてのビジョンと利点が、メンバーに共有されていなければならない。多職種連携の実践と患者へのケアを改善するというIPEの総合的なゴールを、全ての参加者に伝え続け、常にプログラムを評価し問題点を修正している機関で、IPEが実現されていると報告されている[43]。

(3) 教員能力の組織的な開発

IPEの成功を確かなものとするために、これを開発、提供し、評価する教員に、教育能力の組織的な開発（FD：Faculty Development）を呼びかけることが重要である★28。一緒に、お互いから、お互いについて学ぶ方法を教えることは、多くの教員にとって新しく、努力を必要とする挑戦的な課題である。学生と同じように、職員や教員も専門職間あるいは専門職に存在する議論の争点と格闘することになりうる。FDは、孤立感を和らげ、より協調的に学習の促進に取り組み、知識や経験、アイデアを共有する機会を教員に提供する可能性がある[44,45]。

IPEについてのFD活動は増加の一途を辿っている。一般的には、各大学がIPEの準備の

★28 …【IPEの推進とFD活動】（②p74）参照

ために焦点を当てるFD活動の範囲は似通っており、それぞれ異なる専門職の役割や責任を理解すること、専門性に関する論点を探求していくこと、多職種構成のグループで学習するための戦略を立てることなどである。IPEにおけるFDでは、各個人が個々のレベルと組織のレベルで変化を作り出すことを可能にし、それによってより多様なステークホルダー（利害関係者）を対象に、リーダーシップを発揮して組織を変えることを訴えていく必要がある[46,47]。

　教員が専門職間におけるファシリテーションの知識を確実に保つには、継続的なFDの機会が必要である。しばしば、経験ある教員とのチームでFDを実施しようと考えることが、専門職間のファシリテーションに欠かせない範囲のスキル、知識、自信を開発していくうえで有効である。定期的な話し合いやリフレクションの機会は、専門職間のファシリテーターにとって効果的なサポートとなりうる。公式の研修の提供が難しい場合は、この仕事の経験が豊富なスタッフによる非公式支援を探すことが薦められる。IPEをカリキュラムや研修コースにうまく定着させるには、関与するスタッフが初期の段階でポジティブな経験をしていなければならない。そうした成功体験は、継続して関わって、学生からのフィードバックに基づいてカリキュラムをさらに開発していく意志を確かなものにするからである。

5 IPEのエビデンス

　この10年間に、IPEのエビデンス（実証された根拠）を検討し要約する多くの系統的レビューが実施された。これらのレビューでは、どのような研究論文を網羅するかについて異なる類型を用いており、オーバーラップもある一方で、各レビューが異なるグループの研究論文を検討することになった。これらのレビュー論文については、エビデンスの基盤の全体像を理解できるように統合作業が行われた[48]。以下でこの作業で得られた主な所見を概説し、現時点でのIPEのエビデンスを整理したものを示すこととする。

　結論としては、研究統合作業により、1974年から2005年に行われた200以上のIPEの効果に関する研究についてまとめた6つの系統的レビュー論文が特定された。これらの6つの系統的レビューは、方法論における質の異なる研究をレビューしており、IPEの成果については違いがあったが、どの論文もIPEの定義は共有していた。

（1）専門職間コース・プログラム

　この研究統合作業によって明らかになったのは、IPEはさまざまな急性期医療、プライマリケア、地域ケアの現場で提供されており、多くの慢性疾患（例：喘息、関節炎）や急性疾患（例：心疾患治療）について取り組まれてきたことである。多くの職種がIPEプログラ

ムに参加してきた中で、医師と看護師はさまざまな学習グループに一貫して参加してきた職種であった。大半のIPEプログラムは、参加者の自発的な学習経験という形で提供されており、専門職の単位認定が得られる課程はほとんどなかった。プログラムの期間は1～2時間のセッションから1か月以上のコースなどまで、多岐にわたっていた。ただし大半のIPEプログラムは1日から5日間のプログラムであった。

　資格取得前の学生に対して、教室や時には実習現場で提供されるIPEプログラムが増加してはいるものの、IPEプログラムの多くは、資格取得後の専門職者に対して所属する職場で提供されていることもわかった。IPEでは、いろいろな双方向的な学習方法が組み合わされて用いられており、最も主流なのは、講義とディスカッション、グループでの課題解決、あるいはロールプレイであることも明らかとなった。

　一般的に、IPEプログラムの多くで形成的学習評価が実施されており、代表的なものとして、参加者一人ひとりが書いた課題レポートや多職種間での体験を、参加者がチームでプレゼンテーションして評価する方法が用いられていた。研究統合作業では、理論面では、多くのIPEプログラムは成人学習の理論については暗黙のうちにしか触れていないことが示された。

(2) 報告された成果

　この研究統合作業では、成果についての全ての報告をカテゴリー化したIPEのフレームワーク（表3-1）を用いた。

　学習者が専門職種間での経験を楽しめた場合には、IPEプログラムは学習者のポジティブな反応（レベル1）を生んだことが多くの研究で報告されていることがわかった。同様に、他の職種のグループに対する視点、協働することや多職種連携実践の価値に対する視点に関して、学習者の認識や態度にポジティブな変化（レベル2a）があったことも報告されている。研究統合作業はさらに、このようなプログラムが学習者の多職種協働の知識やスキルに、肯定的な変化（レベル2b）をもたらしていることも示しており、それらは他の職種の役割や責任への理解を強め、多職種協働の本質の理解を深め、協働やコミュニケーションのスキルを開発することにつながっている。

　個々の学習者の行動の変化という結果（レベル3）を報告したIPEプログラムはわずかしかないが、この結果を示したプログラムでは、個々の専門職者の相互作用について言及されていた。IPEプログラムの実施によって組織的な実践がポジティブに変化（レベル4a）したことを、職種間のケースの紹介や引継ぎ、仕事の進め方、使用する書類の改善などによって証明した研究はごく少数あった。患者／クライアントへのケアの提供に対する変化（レベル4b）を報告した研究はさらに少ない。これらの報告で代表的なものは、医療的な成果（感染症の割合、医療事故の減少）、患者の満足度、入院期間などにおけるポジティブな変

化を報告していた。

　一般的に、資格取得前の学生に提供するIPEプログラムは、学生の姿勢、信念、知識、協働的なスキルの変化に関して成果をもたらすことが知られている。資格取得後のIPEプログラムは、同様な学習者側の変化に加えて、援助組織の実践の変化や患者へのケアの提供に改善があったことも報告している。しかし、こうした成果の違いはいろいろな意味で必然的であって、資格取得前の学生が協働的な姿勢、知識、スキルを身につけることは、資格取得後の専門職にとってはより日常的な、患者へのケアの改善という成果と比べて、時間を要する成果なのである。

(3) 質

　この研究統合作業は、大半の研究が、それらの研究に伴う方法論的な限界について、ほとんど議論していないことを明らかにした。その結果、バイアスの性質と調査研究の全体として質を理解することに、困難が生じていた。大半のIPEプログラムは、研究における調査対象の抽出技術や、研究対象が減少していく問題には、ほとんどあるいは全く注意を払っていなかった。多くの研究で、IPE後の短期間の結果について報告される傾向がある。その結果、この教育のより長期的な影響についての知見は乏しい。

　学習者や患者の満足へのIPEの影響を探るために、まだ有効性が検証されていない種々の手段が使われていることもわかった。そのような手段を用いて、小規模なデータを確認することはできるが、手段の有効性や信頼性を評価することが難しいので、その調査の質には限界が生じる。特に、個々の学習者の行動や態度の変化を測定する尺度は乏しく、どのような変化が生じたかを、本人の言葉に基づく単純な記述にしばしば依拠している。加えて、多くの研究が単一施設で実施されていて、個々のIPE研究が他の研究とは切り離されているので、研究結果の確実性や一般化の可能性にも限界が生まれている。

　研究統合作業からは、疑似的実験による研究方法（例：before-after study前後比較研究や、before-during-after study）が比較的よく用いられ、IPEがもたらした変化について一定の知見を提供しえていることもわかった。多くの研究で、二つ以上の類型に属するデータ（典型的なのはアンケートなどの調査とインタビュー）を用いている。IPEが組織や患者に長期的にもたらす影響について、検証を始めるための縦断研究が使われる研究も増えている。

　重要なことは、今回の研究統合作業によって、IPEの効果についてのエビデンスは、さまざまな成果（例：患者へのケア提供の変化について学習者の満足についての報告）のみならず、プログラムの多様な要素（期間、参加職種のバランス）、手法の違い（量的研究か、質的研究か）に基づいていることが判明したことである。

(4) 最新の状況

最近、研究統合作業は改訂され、IPEについて8本のレビュー論文が追加された[49]。この最新のレビュー論文のレビューでも明らかになっていることであるが、IPEのエビデンスが国際的に増加しているにもかかわらず、学習活動の活用や評価の手法、報告される成果について鍵となる結果は、初期の研究が報告したことと本質的には変わっていない。結果として、IPEの効果をはかるエビデンスは、多様なIPEプログラム（例：学習活動、期間、参加する職種の割合等々）と、さまざまな質の研究方法（例：実験研究、混合研究、質的研究デザイン）に、引き続き基づいているといえる。それでもなお、この最新のレビュー論文のレビューは、IPEが協働のための知識、スキル、姿勢を育めることを明らかにした。また、本研究は、IPEが協働的な実践と患者へのケアの改善を助けるという、限界はあるが数多くのエビデンスを見出した。これらの（そして、それ以外の）IPEのエビデンスの限界に注意しながら、筆者と共同研究者は最近、IPE研究の質を高め、評価者チームが将来的により厳密なIPEの学問を生み出すことを支えるためのガイドラインを出版した[41]。

6 結語

本章で述べてきたように、IPEはこの40年間にさまざまな成功を収めてきた。その結果、いまや世界的に、IPEは重要な教育方法であり、多職種協働と患者に提供されるケアの改善を助ける可能性があると認識されている。今行われている、組織・機関の参加、サポート、コミットメントは、IPEの成功が持続するために不可欠である。それゆえ、教員能力の組織的開発の活動とIPEを全面的に支持する文化の育成を支える努力が必要である。職能団体、大学、医療機関などのリーダーシップもまた、学生と専門職者がIPEに全面的に参加することを励まし支える鍵となる。

IPEへの将来投資は厳密なエビデンスに基づいて行われなければならない。IPEのエビデンスの基礎が成長していることは、励ましである。実際、IPEのレビューは、このタイプの教育が患者の利益はもとより、参加者の反応、態度、知識・スキル、行動や実践に対して、ポジティブな成果を与えうることを示している。増加し続けるIPE研究とともに、この分野のエビデンスが時をかけてより厳密なものへと成長し、その影響力と持続可能性を示すことができるよう願っている。

（Scott Reeves　翻訳：矢嶋真希　監訳：藤井博之）

3 我が国におけるIPEの広がりと課題

1 我が国におけるIPEの始まり

(1) IPEの黎明期

　2000年に介護保険制度が創設されたことをきっかけに、地域医療・ケアにおける「専門職チーム」への注目度が急速に高まった。しかしそれが、チームのための教育として広がるためには、しばらくの時間差が必要であった。その理由として、集団に所属する専門職個人に求められている"阿吽の呼吸"のような、目に見えない"社会人としての資質"を教育で体系化することの困難さがあったように思われる。もちろんそうした、いわゆる集団の中で"空気を読む"ような能力は日本人の文化的特性であり、それが専門職教育の範疇なのかどうかは定かでない[50]。

　その介護保険制度が始まるわずか2年前の1998年に注目すべき論文が出ている。英国のIPEを紹介した田村由美氏らのシリーズ総説「今、世界が向かうインタープロフェッショナル・ワークとは」[51]である。我が国で初めて示されたIPEという概念は、我々保健・医療・福祉専門教育に携わる教員に衝撃を与えた。チームの一員として活動するためのノウハウが"概念"として論理的に示されていたからである。ただ残念ながら世間的に注目度はそれほど大きくなかった。この論文が注目されだしたのは、発刊から数年後のことである。

(2) 文部科学省による大学支援が発展のきっかけとなったIPE

　2003～2004年から始まった、文部科学省の大学教育支援プログラムは「GP（Good Practice）」と呼ばれている[52,53]。当時存在した2大GPは「特色ある大学教育支援プログラム（特色GP）」（2003年開始）ならびに「現代的教育ニーズ取組支援プログラム（現代GP）」（2004年開始）である[52,53]。この財政的支援を伴うプログラムに応募しようとした各大学にとって、「チーム医療教育」「連携のための教育」は非常に取り組みやすいものとして考えられたテーマでもあり、連携教育ものは非常に人気が高かった。

　1999年に設立された埼玉県立大学は、当時ちょうどタイミング良く英国のIPEを知り、GPとは無関係にIPEに取り組もうとしていた時期であっただけに、この二つの採択が大学

のIPE推進へさらなる弾みをつけた[54]。当時、GPに採択された大学ではどこも似たような状況にあり、助成金の力もあって、平常時の大学ではあまり成し得ないような大規模プロジェクトにIPEが取り入れられた。こうした傾向は現在も続いている。

(3) 2005年当時の保健・医療・福祉系大学におけるIPEの認知度

図3-2と図3-3は、2005年11月に筆者らが埼玉県立大学に在籍中実施したIPE全国アンケート調査結果[55]の一部である。アンケートの対象は医学、看護、理学療法、作業療法、社会福祉各学科（同系列に他4学科のいずれかを含む学科のみ）、言語聴覚の学科を有する全国の4年制大学教育課程、計513個所（有効回答数126、有効回答回収率24.6％）である[55]。

この調査結果から2005年当時、すでに全国で相当数の専門学科が"連携に関する教育"を実施、または実施予定ということになっていた。ただし、この調査ではIPEがどういった内容なのか、という意味での"質的調査"は伴っておらず、簡易的記述式のものでしか

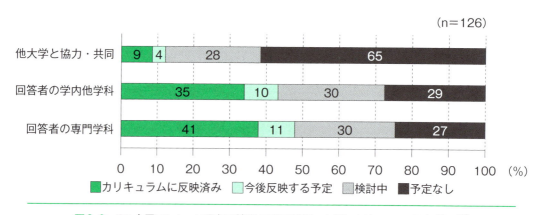

図3-2　IPE全国アンケート調査回答者の所属学科・大学におけるIPEの取組状況[55]

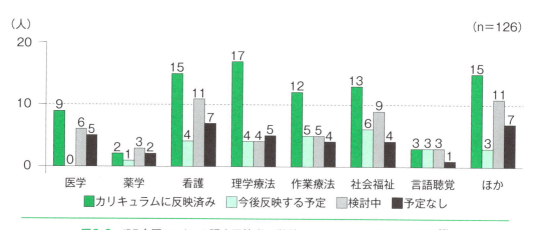

図3-3　IPE全国アンケート調査回答者の学科カリキュラムへのIPE反映状況[55]

なかった。その結果、IPEに対するさまざまな解釈が各大学の教育現場で生じていたことが推察された。

簡易記述から予想された教育例として、複数学科の学生たちが「チーム・ケア」または「チーム医療」に関連した講義を一緒に受講するというものが最も多かった。もちろん、講義形式であっても連携教育の科目に含まれるが、本来はカリキュラム上で複数科目間による連続性、つまり「科目群」が存在し、演習や実習形式による専門学生同士の双方向的な活動がなければ本来のIPEとはいえない。現在ではあまり想像できないが、たった1科目の講義科目があるだけで「連携教育をやっている」と回答した大学が含まれていた可能性もあり、データ数からだけでは判断できない部分が多い。

2 IPEの現状

(1) 黎明期から拡大したIPE

2008年、IPEを推進している複数の大学が結集して「日本保健医療福祉連携教育学会（JAIPE：Japan Association for Interprofessional Education）」[56]が設立された。翌2009年には、IPE・IPC（IPW）において国内唯一の学術誌「保健医療福祉連携」がJAIPEから刊行された[56]。一方で、国際間のIPEを推進する目的で、群馬大学を中心とした組織「日本インタープロフェッショナル教育機関ネットワーク（JIPWEN）」[57]も設立されている。

2012年10月、この両組織が中心となり、IPE・IPC（IPW）における唯一の国際学会「All Together Better Health Ⅵ」がアジアで初めて日本の神戸市で開催された（神戸学院大学ポートアイランドキャンパス：2012年10月5日～8日）[58]。この学会には、国内・国外から400名以上の保健・医療・福祉教員、研究者、学生（多くが大学院生）が参加した[58]。特筆すべきは、アジアで初の開催ということもあり、シンガポール、香港、台湾、そしてフィリピン、マレーシア、インドネシアなど多くのアジア圏からの参加者が存在した。この事実は後々、アジア圏全体にIPE・IPC（IPW）の概念とその存在を伝え、IPEがアジア各国へ普及するきっかけになったことが推察されている[59]。

(2) IPEとIPC（IPW）の現状について

2017年現在、医学部を有する国内大学のIPEでは二極化が際立つ状況にある。国公私立・医科系の複数大学では、トップダウンあるいは学部間の合意に基づき組織的で多様なIPEを推進しているが、これはごく一部の大学にすぎない。そうした大学は、ほぼ単独での教育プログラムでIPEが成立し、他大学と連携を組むところは稀である。こうした医学部を保有する大学では自学での取り組みを優先し、他学との連携はその後の状況次第という場合が多いように推測される。

一方で、医学部を持っていてもIPEを全く行っていない医科系大学が圧倒的多数である。これは国公私立を問わず、自ら率先してIPEを実施したいという教員が存在しないか、あるいは存在していたとしてもさまざまな制約の下でまず、他学の動向をうかがってから、という状況観察にあることが予測される。

　医学部・医学科を持たない看護系大学や医療福祉系大学の多く、特に看護・リハビリテーション・福祉系の大学では、その必要性についての理解が概ね進んでいると思われるが、IPEを推進するための人材がいなかったり、推進する方法がわからないなどの理由で手つかずの状態にあると思われる。すでにIPEを始めている医療福祉系大学でも一般に状況は芳しくない。一部の熱心な教員が自発的に担当している大学などでは、その教員が転出したりすると急速に活動が低下したり、IPEを理解しない経営者に代わっただけでそうした教育活動が休止状態になったりする場合がある。

　ただし、この稿では詳細を述べないが、地域医療の現場における多職種連携の研修などは年々盛んになってきている。多職種連携が注目されるのは、クライエントの多重問題などにより地域医療の現場でそれなりの必要性が生じているからであり、自主的な多職種連携のための研修会、および各種関係学会におけるIPC（IPW）のテーマによるシンポジウムなどの開催数は、年々上昇傾向にある。ただし、その研修内容については千差万別であることから、質的な均一性は伴っていないのが現状である。

(3) 海外におけるIPEとIPC（IPW）の現状〜IPEを推進する英国の施策〜

　英国では1997年以来、保健・医療・福祉サービスを近代化するため多くの新法が制定されたが、この間に制定された法律の特徴として、専門職や保健・医療サービス組織団体、中央政府と地方政府、および新しい利害関係者、特に患者やサービス利用者間の連携協働が提供するサービス内容に関する点が挙げられる[60]。

　"Health Action Zone"では、保健・医療分野で重要と思われる関連組織を全てまとめて、各組織団体の相互依存と連携協働の重要性を強調するために1997年以降に設立されたが、その関連組織とは、国民保健サービス（NHS：National Health Service）関連団体、警察、教育機関、地方自治体、民間企業、ボランティア団体、コミュニティ団体、交通機関などである。また、"NHSプラン（2000年）"によって、全国的な地域戦略的な連携が地方政府レベルでも成立された。さらに"care trust"も設立されて、保健・医療・福祉サービス統合の媒体となっており、単一組織によるサービス全般の提供を可能にしている[60]。

　このような展開が、保健・医療・福祉サービスに対する新たな義務として連携協働を課す法律の制定に寄与したのである。2004年制定の法律では"children trust"が設立され、複数の組織団体が地域ボランティアの連携サービスに参加できるようになり、子どもへのサービス計画、予算策定、サービス提供などを総合的に行っている[61]。

利用者側からみて、これまでに最も重要なものは"patient centered NHS"（患者中心のNHS）を設立するに至った最新の法律である。現在は保健・医療サービス利用者の要求と必要性がサービスの重要な決め手となっており、さまざまなパターンにおける複雑な状況下でそれらの目標を達成するには、専門職スタッフとそのチームによる高い水準の連携協働が常に必要となる[60]。

こうした歴史的変遷を経て英国では、IPEを行う教員はすでに専門職化しており、例えば教員公募でも「IPE専任教員求む」などの広告が散見されている。2010年前後に医師、看護師、理学療法士、作業療法士、ソーシャルワーカーなど全ての専門職教育課程においてIPEの必修化が決まってから、さらにその傾向が強くなっている。

つまり英国では、NHSという行政機関が全ての保健・医療・福祉専門職教育から医療の実施全般まで一貫した政策のもとで制度設計し、かつそれに対応した教育プログラムを各養成校に課している。こうした合理的な政策フレームワークの中で、IPEはデザインされ、位置づけられている。このような視点は我が国にはなく、大いに参考とすべき点がいくつも存在する。

3　IPE推進における課題：専門教育の中に割り込むことの大変さ

すでに歴史を積み重ねている専門教育カリキュラムの中に、新たにIPEを導入しようとした場合、大変な困難を伴う。前述したが、もしそれが上部経営陣の判断によるトップダウンの場合には、多少の反対や抵抗が予想されても大抵の場合、スムーズに教育カリキュラムに反映される可能性が高い。また、新設大学で当初からIPEの実施が目標として存在していれば順調に反映される。問題は、伝統校などで長年にわたって専門教育を行っている大学では大きな困難を伴う場合が多いことである。

また、IPEを実施する実際場面において、本当の大変さは創設時にあるのではなく、継続性という点にある。創設時に意欲を燃やした教員が集団でカリキュラムを構築したとしても、IPEを継続する際に、教員負担を軽減する仕組みや、継続性を基盤とした組織作りに失敗した場合、IPEは困難な局面を迎える。これらの対応策としては、やはり全教員に対する啓蒙しかない。専門教育が優先され、国家試験対策が主となるような教育環境では、やはりIPEが入る余地はごくわずかでしかないと捉えられてしまう。また、IPEを推進する教員を評価するための基準も問題となってくる。専門教育が優先される組織では、IPEは低い評価点でしかなく、そのためIPEを推進する教員に意欲低下をもたらしてしまう。

最終的に、IPEを専門学生に提供し、我が国全体にそれを普及させるには、やはり個々の教員によるボトムアップ・アプローチよりも（文部科学省と厚生労働省の決断による）専

門教育課程におけるIPE必修化の道筋しかない。上意下達によるルール化が、我が国の教育現場では最も抵抗なく受け入れられるだろう。

4　IPEの今後の展望について

　我が国においてIPEをスムーズに定着させる唯一の手段が、専門教育課程における必修化であると前述したが、その実現がいよいよ近づきつつある。多くの専門職のうち、理学療法士・作業療法士教育において、早ければ2020年度から実現される見込みである[62]。

　医学教育と看護教育では、例示的に他の専門職との連携に関する科目がすでにカリキュラムに組み込まれており、さらに20万人近くの有資格者を擁する理学療法士・作業療法士の専門教育（2017年の国家試験受験者数：理学療法士13,719名、作業療法士5,983名）においてIPEが必修化される意義は非常に大きい。ただし、残念ながらIPEの必修単位数は2単位だけに留まりそうな状況である（2017年11月現在）[62]。とはいえ、この改訂によりIPEはわずかながらも市民権を得たのである。

　一方で今後、この指定規則の施行後に危惧されることがある。IPEの字面だけを真似た旧来のチーム医療科目などの復活である。詳細は他の巻に譲るが、本来のIPEとは、二つ以上の専門学生同士による交流、つまり交互作用を生じさせる演習が中心となる★28。よって、単にチーム論を講義するだけとか、異なる専門学生を一堂に集めて基礎科目を一緒に聴講させるような教育は本来、IPEとはいわない。こうした質的に問題のある教育内容を一体どうやって検証するのか、そしてこのIPEの成果を示すための学生（教育）評価をいかにデザインするのかなど、課題は多い。

　しかし、ネガティブ思考で今後のIPEの進展を不安視してみてもあまり生産的な意味はない。それよりも我が国において、いかにIPEを定着させてゆくのか、そしてこの教育が専門職育成にもたらす意味と意義についてさらに注目すべきであろう。もとよりIPEとは、臨床現場におけるIPC（IPW）と、コインの表と裏の関係であり、徐々に変革の兆しを期待すべきである。

　例として、現在我が国の企業では労働生産性の低下が指摘されて久しい。仕事上効率の良くない書類などの煩雑な業務が増え、なかなか改革が前へ進まない現状を表している[63]。それらの原因についていろいろ指摘されているが、究極的には縦割りの組織と個人の頑張り（勤勉さ）を評価する日本型の労働習慣などによるものと考えられている。

　IPEとは、縦の組織的なつながりではなく、横の効率的な専門職連携を育むためのマネ

★28 …【私のIPE体験】（②p102）、【日本のIPE学生ネットワーク】（③p199）参照
★29 …【リーダーシップ教育としてのIPE】（③p24）参照

ジメント教育である。つまり将来の主任や技師長、管理職、さらに組織のトップ、経営者などを育てるための教育の基礎なのである[★29]。ICT化、究極のオートメーション化が行き着いた一般企業の生産性とは形態が異なる労働集約型である保健・医療・福祉専門領域では、働く専門職が自分自身の役割と専門性を意識して、いかに効果的に有機的にクライエントへ働きかけるのか、そして、いかにチームの中で他の専門職と連携しながらそうした思考ができるのかが、サービス全体の質を担保すると言っても過言ではない。長い目で見れば、そうした新世代の専門職を育てることが必要不可欠な時代になっていることは間違いない。現在の状況から、医療費の削減、効率的な働き方など、そうした思考のできる人材育成は、すでに待ったなしの状況である。IPEには、そうした未来への展望が期待できるパワーが秘められているのである。

(大嶋伸雄)

引用文献

1) 川喜田愛郎：近代医学の史的基盤　上．岩波書店，1977．
2) Fabre R, Dillemann G：Histoire de la pharmacie（奥田潤，奥田陸子・訳：薬学の歴史．白水社，1994）．
3) Pittman E：A History of Manipulative Therapy. The Journal of Manual & Manipulative Therapy 15：165-174, 2007.
4) Paterson CF：A short history of occupational therapy in mental health. In Bryant W, Fieldhouse J et al.（eds.）：Creek's Occupational Therapy and Mental Health, Elsevier Health Sciences, 2014, pp2-14.
5) Jackson M：The Oxford Handbook of The History of Medicine. Oxford University press, 2011.
6) Quiroga VAM：Occupational Therapy；The First 30 years 1900 to 1930. The American Occupational Therapy Association, 1995.
7) Nutting MA, Dock L：A History of Nursing Vol.1. G.P.Putnum's Sons, 1935.
8) Maggs C：A General History of Nursing；1800-1900. In Bynum WF, Porter R（eds.）：Companion Encyclopedia of the History of Medicine, Routledge, 1992, pp1309-1328.
9) Genes KJ：History of Nursing. In Roux G, Halstead JA（eds.）：Issues and Trends in Nursing；Essential Knowledge for Today and Tomorrow. Jones & Bartlett Learning Publish, 2009, pp1-26.
10) 吉田久一，岡田英己子：社会福祉思想史入門．勁草書房，2000．
11) 右田紀久恵，古川孝順，他（編）：社会福祉の歴史；政策と運動の展開　新版．有斐閣，2001，p200．
12) 金子光一：社会福祉のあゆみ；社会福祉思想の軌跡．有斐閣，2005．
13) Schulz R, Johnson AC：Management of Hospitals and Health Services；Strategic Issues and Performance 3rd.edition. Beard Books Inc, 2003.
14) Hobsbawm E（河合秀和・訳）：20世紀の歴史；極端な時代　上巻．三省堂，1996，p72．
15) Freidson E：Professional Dominance；The Social Structure of Medical Care. Atherton Press, 1970（進藤雄三，宝月誠・訳：医療と専門家支配．恒星社厚生閣，1992）．
16) World Health Organization（WHO）：Declaration of Alma-Ata 1978. WHO（Online），〈www.who.int/publications/almaata_declaration_en.pdf〉,（accessed, 2017-9-15）．

17) Werner D, Sanders D（池住義憲，若井晋監・訳）：いのち・開発・NGO；子どもの健康が地域社会を変える．新評論，1998，p81.

18) 小坂富美子：戦争と厚生；〈日本型医療システム〉形成にむけて［朝尾直弘，石井進，他（編）：岩波講座日本通史第19巻；近代4］．岩波書店，1995.

19) 大橋謙策：社会福祉入門．放送大学教育振興会，2012.

20) World Health Organization（WHO）：Continuing Education of Health Personnel. WHO Regional Office for Europe, 1976.

21) World Health Organization（WHO）：Framework for Action on Interprofessional Education & Collaborative Practice. WHO, 2010.

22) Institute of Medicine（IOM）：Interprofessional education for collaboration；Learning how to improve health from interprofessional models across the continuum of education to practice. National Academies Press, 2013.

23) Centre for the Advancement of Interprofessional Education（CAIPE）：Interprofessional Education；A Definition. CAIPE（Online），〈www.caipe.org.uk/about-us/defining-ipe〉，（accessed, 2017-9-15）.

24) Reeves S, Lewin S et al.：Interprofessional teamwork for health and social care. Wiley-Blackwell, 2010.

25) Reeves S, Perrier L et al.：Interprofessional education；effects on professional practice and healthcare outcomes（update）. Cochrane Database of Systematic Reviews 28：CD002213, 2013.

26) The Joint Commission：Sentinel Event Data-Root Causes by Event Type. The Joint Commission（Online），〈https://www.jointcommission.org/sentinel_event_statistics_quarterly/〉，（accessed, 2017-9-15）.

27) Reeves S, Fletcher S et al.：A BEME systematic review of the effects of interprofessional education；BEME Guide No.39. Medical Teacher 38：656-668, 2016.

28) Health Canada：Pan-Canadian Health Human Resource Strategy. Health Canada（Online），〈http://www.hc-sc.gc.ca/hcs-sss/pubs/hhrhs/2008-ar-ra/index-eng.php〉，（accessed, 2017-9-15）.

29) Frenk J, Chen L et al.：Health professionals for a new century；transforming education to strengthen health systems in an interdependent world. The Lancet 376：1923-1958, 2010.

30) Brashers V, Erickson J et al.：Measuring the impact of clinically relevant interprofessional education on undergraduate medical and nursing student competencies；A longitudinal mixed methods approach. Journal of Interprofessional Care 30：448-457, 2016.

31) Sanborn H：Developing asynchronous online interprofessional education. Journal of Interprofessional Care 30：668-670, 2016.

32) Brewer M, Stewart-Wynne E：An Australian hospital-based student training ward delivering safe, client-centred care while developing students' interprofessional practice capabilities. Journal of Interprofessional Care 27：482-488, 2013.

33) Owen J, Brashers V et al.：Designing and evaluating an effective theory-based continuing interprofessional education program to improve sepsis care by enhancing healthcare team collaboration. Journal of Interprofessional Care 28：212-217, 2014.

34) Luetsch K, Rowett D：Developing interprofessional communication skills for pharmacists to improve their ability to collaborate with other professions. Journal of Interprofessional Care 30：458-465, 2016.

35) Baker L, Egan-Lee E et al.：Relationships of power；implications for interprofessional education. Journal of Interprofessional Care 25：98-104, 2011.

36) Barr H, Koppel I et al.：Effective interprofessional education；Argument, assumption and evidence. Wiley-Blackwell, 2005.

37) Reeves S：Developing and Delivering Practice-Based Interprofessional Education. VDM publications, 2008.

38) Hammick M, Freeth D et al.：A best evidence systematic review of interprofessional education. Medical Teacher 29：735-751, 2007.

39) Pauze E, Reeves S：Examining the effects of interprofessional education on mental health providers；findings from an updated systematic review. Journal of Mental Health 19：259-271, 2010.

40) Institute of Medicine (IOM)：Measuring the Impact of Interprofessional Education on Collaborative Practice and Patient Outcomes. National Academies Press, 2015.

41) Reeves S, Boet S et al.：Interprofessional Education and Practice Guide No.3；Evaluating interprofessional education. Journal of Interprofessional Care 29：305-312, 2015.

42) Brewer M, Flavell H et al.：A scoping review to understand leadership in interprofessional education and practice. Journal of Interprofessional Care 30：408-415, 2016.

43) Wilhelmsson M, Pelling S et al.：Twenty years experience of interprofessional education in Linköping–ground-breaking and sustainable. Journal of Interprofessional Care 23：121-133, 2009.

44) Rees D, Johnson R：All together now? Staff views and experiences of a pre-qualifying interprofessional curriculum. Journal of Interprofessional Care 21：543-555, 2007.

45) Reeves S, Pelone F et al.：Using a meta-ethnographic approach to explore the nature of facilitation and teaching approaches employed in interprofessional education. Medical Teacher 38：1221-1228, 2016.

46) Steinert Y：Learning together to teach together；interprofessional education and faculty development. Journal of Interprofessional Care 19：60-75, 2005.

47) Leslie K, Baker L et al.：Advancing faculty development in medical education；a systematic review. Academic Medicine 88：1038-1045, 2013.

48) Reeves S, Goldman J et al.：A Synthesis of systematic reviews of interprofessional education. Journal of Allied Health 39：198-203, 2010.

49) Reeves S, Palaganas J et al.：Synthesis of interprofessional education reviews. In Institute of Medicine (IOM)：Measuring the Impact of Interprofessional Education on Collaborative Practice and Patient Outcomes, The National Academies Press, 2015.

50) 山本七平：空気の研究．文藝春秋，1983．

51) 池川清子，田村由美，他：インタープロフェッショナルとは何か（今，世界が向かうインタープロフェッショナル・ワークとは；21世紀型ヘルスケアのための専門職間連携への道 1 第1部）．Quality Nursing 4：73-80，1998．

52) 文部科学省：現代的教育ニーズ取組支援プログラム（現代GP）．文部科学省（Online），〈http://www.mext.go.jp/a_menu/koutou/kaikaku/needs.htm〉，(accessed, 2017-05-31).

53) 文部科学省：特色ある大学教育支援プログラム（特色GP）．文部科学省（Online），〈http://www.mext.go.jp/a_menu/koutou/kaikaku/gp/002.htm〉，(accessed, 2017-05-31).

54) 埼玉県立大学：彩の国連携力育成プロジェクト．埼玉県立大学（Online），〈https://www.spu.ac.jp/academics/ipe/tabid332.html〉，(accessed, 2017-11-20).

55) 大嶋伸雄：保健医療福祉系大学におけるインタープロフェッショナル教育（IPE）の認知度と今後の発展性に関する全国調査．保健医療福祉連携 1：27-31，2009．

56) 日本保健医療福祉連携教育学会（JAIPE）：JAIPEホームページ．JAIPE（Online），〈https://www.jaipe.net〉，(accessed, 2017-11-20).

57）日本インタープロフェッショナル教育機関ネットワーク（JIPWEN）：JIPWEN ホームページ．JIPWEN（Online）．〈http://jipwen.dept.showa.gunma-u.ac.jp/jp/〉，（accessed, 2017-11-15）．
58）大嶋伸雄：All Together Better Health 5 参加報告．保健医療福祉連携 3：30-32, 2010.
59）Conal Conference Alerts：1st Asia Pacific Interprofessional Education and Collaboration（APIPEC）Conference. Conal Conference Alerts（Online）．〈https://conferencealerts.com/show-event?id=189552〉，（accessed, 2017-11-15）．
60）大嶋伸雄：保健医療福祉連携教育［佐藤智（編）：明日の在宅医療第 6 巻；在宅医療と人材養成・人材確保］．中央法規出版, 2009, pp27-51.
61）矢嶋真希：イギリスのソーシャルワーク専門教育について：イギリスで Student Social Worker として学んで．ソーシャルワーク研究 30：52-59, 2004.
62）厚生労働省：理学療法士・作業療法士学校養成施設カリキュラム等改善検討会．厚生労働省（Online）．〈http://www.mhlw.go.jp/stf/shingi/other-isei.html?tid=452033〉，（accessed, 2017-11-18）．
63）Piketty T（山形浩生，守岡桜，他・訳）：21 世紀の資本．みすず書房, 2014.

第4章
IPEの使命と目標

本章のポイント
- IPEの定義は、当事者の抱える問題の変化、当事者主権、支援側の課題との関係で捉えることができる。
- 実践家、指導者、組織の育成にIPEが効果を発揮すれば、保健・医療・福祉の現場で連携・協働の質に貢献できる。
- IPEの目標にはコンピテンシーの概念が用いられるが、さらに広い概念を考慮する必要があるかもしれない。

1 何のため、誰のためのIPEか

1 複雑・困難なケースと当事者主権

　ここであらためて、連携教育が何のため、誰のために要請されるのかを振り返っておきたい。その根本は、援助の「受け手」である当事者をより適切にケアするためであり、彼らの置かれた状況が多分野にわたっており、多職種の連携・協働を必要としているからである。例えば、医療現場で出会う患者でも、多重問題ケースが多い。複数の病気、障害を持ち、家族の中にも仕事、子育て、介護、お金などの問題が見え隠れする。さらにアルコールなど嗜癖行動を持つケースは、増加しているように思われる。その一方で、当事者が自分に関する決定に参加当事者主権が強まり、連携・協働は専門職間だけでは済まされなくなってもいる。

　こうした場合には、当事者の抱える問題を全て解決することは困難である。急性疾患を完治させてもとの生活に滞りなく戻れば、支援が終了するというようなことは、珍しい。解決しきれない問題を少しでも安定化させ、当事者が問題ぐるみで自分の暮らしや人生に再び向き合えるようになること、それを支え続けることが、援助の目標になることも多い。

2 連携・協働が要請される現場で

　援助する専門職も同様の問題を抱えて働くようになって久しい。多重問題ケースを多重問題援助者が支援しているともいえる状況である。

　さらに、援助のために働く現場の状況も、絶えず変化している。

　そもそも、連携・協働を機能させるためには、状況判断が先行する必要がある。つまり、ある専門職がどう行動するかを図るためには、どの職種の、誰が、どこにいるのかというような、具体的な状況の把握、理解、判断が絶えず必要である。そこには、当事者の状況だけでなく、チームを構成するであろうメンバーの置かれた状況が含まれる。事業所のマネジメントや経営状態はもとより、制度・施策の動向も影響する。病院内の課題別「チーム医療」や地域医療連携室の業務、あるいは「地域包括ケアシステム」の構築などの外在的な要因がある。

こうした要因によって、専門職の立場や態度は変わる。個々の現場でも職能団体レベルでも変化しようと行動し、その結果、職能間の重複部分などで利害関係が緊張することもある。例えば、ある職種が他の職種の職域に進出する、複数の職種で構成される職場のマネジメントをどの職種が行うかが課題となる、などである。

もとより、連携教育だけでこの緊張を解消するのは難しい。ただし、連携・協働を構築するうえで無視できない現実でもある。

3 複雑・多重な問題状況で働くということ

このように、当事者の状況、専門職とそのチームが置かれた状況には、乗り越えるべき困難があるが、それらの多くは時代の変化の中でもたらされている。

各専門職は、それぞれ歴史的に培われた支援の対象と方法、価値を持っているが、それが歴史的であるがゆえに、固有の専門性そのままでは有効でない場合も出てくる。その結果、専門職としてのアイデンティティの揺らぎや、職種同士の利害の対立が構造化する可能性もある。

支援者として働く専門職自身が、自分への支援を必要とすることになる。

4 IPEの定義[30]

以上のような文脈で、IPEの定義として最も広く受け入れられているCAIPEの定義は、理解することができる。

『Interprofessional Education occurs when two or more professions learn with, from and about each other to improve collaboration and the quality of care（筆者訳：多職種連携教育は、二つ以上の専門職が、一緒に、お互いから、お互いについて学び、協働とケアの質を改善しようとする時に認められる）』（CAIPE, 2002）

この簡潔な文章の中に、ケアを必要とする当事者と、連携・協働する専門職について、どのように状況を把握し反映させるかを考える契機が含まれている。

（藤井博之）

---

[30]…【IPEの経緯と定義】（③p18）参照

2 IPEが連携・協働に貢献する条件

それでは、IPEが複雑・多重な問題状況での連携・協働の質を改善するといえるためには、どのような条件を満たす必要があるだろうか。

1 協働できる実践家を育てる

IPEによって育つ実践家が、連携・協働に参画できる、そのような教育プログラムであることが条件に挙がることを否定する人はいないはずである。

その場合、その専門職としての役割を果たせる能力、もしくはそれを延ばしていける土台を獲得していることを前提に、連携・協働で求められるさまざまな能力（コンピテンシー）を獲得していることが、その条件といえよう。

コンピテンシーの内容や構造については、さまざまな研究や言説があり、その到達点については後述する。

ここでは、内在的にも外在的にも変化する力を受けている専門職の状況から、そのコンピテンシーの枠組みが備えるべき事柄について、いくつかの論点を示す。

（1）共通理解を育む

当事者の状況と、自分自身を含む各専門職、彼らの置かれた状況について、共通理解を育む力が必要である。

このことは、固有の対象・方法・価値を持つ専門職にとっては、時には簡単でない。例えば、医師がある当事者に対して、「身体を動かすことが心臓発作を引き起こす可能性のある患者」として理解する視点から離れようとしなければ、仕事や家族との暮らしを充実させたい本人や、それを支援しようとするソーシャルワーカーと、共通理解を築くことはできない。

あるいは、病院の理学療法士、作業療法士、言語聴覚士が1日に「18単位」の機能訓練（1単位20分なので6時間に相当する）を実施するためにどのように業務をこなさなければならないか、看護師や介護福祉士が月に10回の夜勤をこなすためにどのような生活をしているかを、お互いが知らなければ、職場の状況の共通理解は得られない。

(2) 困難な状況で前進する

　専門職は達成すべき援助の目標を立てている。しかし、それが達成できそうもない場合は、どうすればいいのか。

　複雑、多重問題なケースは、病気の治癒、安全な生活活動、家族との関係、社会経済的な営みの複数または全部が、解決困難である。支援者たちは苦境に立たされることになる。そんな時でも、状況認識を共有して少しでも事態を改善する可能性にチャレンジするように、連携・協働を構築する必要がある。

　職種間には、権限や専門性の違い、さまざまな要因による緊張関係が存在する。まず誰に声をかけ、どう行動していくのかという全体的な状況判断を下す能力が必要である。

(3) 自他の役割と職能の捉え直し

　状況が変われば、職種の役割も変化する。そのことが、専門職としてのアイデンティティの揺らぎにつながることもあるが、それを恐れていては、変化し続ける当事者の要望に対応したい他職種と協働していくことは困難である。実践を通じて、自らの専門性を振り返りながら、柔軟に他者との関係を構築し続けていく力が必要である。

　ただし、それは他の職種の領域を侵犯することにもなり、新たな緊張関係を生むかもしれない。その緊張について、パワーゲームに解決をゆだねるのか、より成熟したやり方を追究するのかが問われてくる。

2　IPEの指導者を育てる

　連携教育が現場の多職種協働に貢献する条件の二つ目として、連携教育の指導者を育てることを挙げたい。

　それには、二つの意味がある。一つは、教育機関で連携教育を指導する教員自身が、指導者として育つために連携教育を受ける機会を持つ必要性である。連携教育のプログラムを立てることは、関与する学部・学科が協働して行う多職種協働に他ならない。往々にして、連携教育プログラムを開発する場を、職種間の対立や葛藤が支配することがある。

　もちろん、連携教育開発チームも、発展の過程でそれらを経験することは避けがたく、それを乗り越えることで良いプログラムができるといえる。それでも、開発者自らが連携教育を受ける必要性を自覚することが必要である。

　二つ目の意味は、保健・医療・福祉の事業体の中に、連携教育の指導者が供給される必要があることである。

　教育機関では、連携教育のプログラムを開発する条件が、現場におけるよりは恵まれているといえよう。ただし、学校で多職種連携の意義や方法を学んで卒業した専門職が、現

場に出てから、スムーズにそれを活かせるとは、残念ながら限らない。「自分の職種の基本技術がまだできていないのに、連携・協働を語るのは早い」と、指導者や先輩から厳しく指導される場合もある。

　こうした指摘にも一理ないわけではないが、新人教育や人材育成の指導者が連携教育を受ける機会がなかった場合が多い現状は、改善を必要としている。

3 連携・協働する組織を育てる

　連携・協働する能力やノウハウを身につけた実践家や指導者を育成することだけで、果たして現場の連携・協働の質は改善するだろうか。

　職場や事業所は、そのミッションや、役職・職種間の関係性、マネジメントなどの内在的な要因だけでなく、顧客やサプライチェーン、あるいは制度・施策、経済状況など外在的な要因の影響を受けている。連携・協働が必要で、必要な能力やノウハウを身につけた人がいて、それを活かす仕組みがあっても、例えば外の状況が変化すれば、うまくいかないかもしれない。

　マネジメントの中に位置づけ、振り返り、学習しながら、人と仕組みの両面から、連携・協働を組み立てていくような組織を育てることもまた、IPEが貢献するための条件である。

（藤井博之）

3 IPEの目標について

1 コンピテンシーとは

　教育プログラムとしてのIPEの目標のうち、協働できる実践家に関する点は、コンピテンシー（Competency）の概念を用いて表現されるようになっている（次節参照）。

　コンピテンシーという用語は、もともと、McClellandが、教育機関での成績が社会での成功とあまり相関しないことから、人生のさまざまな場面で成果を挙げるための基礎的な能力（Competency＝abilities which are essential to performing well in various life outcomes）に注目し、用いられるようになった。McClellandは、非言語的なコミュニケーションスキル、ストレス耐性や我慢強さ、目標設定の能力、自我の成熟・発達などをコンピテンシーの例として挙げている[1]。

2 教育学習の双方向性

　教育活動は、教えられる者だけでなく、教える者をも育てる。そして、指導者や組織の育成が必要であることについては先述した。その意味で、IPEの目標には、連携教育の指導者を育てること、連携・協働する組織を育てることも入る必要がある。

3 地域社会における運動としてのIPE[★31]

　IPEが、個々の実践家、それを指導する者、彼らが活躍する組織を育てるということは、教育機関の中での卒前教育だけでは完結しないことを意味する。大学や専門学校と、保健・医療・福祉の事業所、職場が巻き込みあって、地域社会における運動として取り組まれることになる。実は我が国におけるIPE事業の中にも、そうした運動としてのプログラムは数多く見られる。地域の運動としての目標を定めることもまた、大切である。

（藤井博之）

★31 …【チームを作る〜多職種協働の組織化と目標〜】（④p22）参照

4 各国の多職種連携コンピテンシーについて

1 はじめに

　医学・看護学・薬学・理学療法学・社会福祉学などの保健・医療・福祉の卒前教育は伝統的に相互に独立して行われ、学生は他の職種を十分理解しないまま卒業し、卒業後も根強い相互不理解が続いていることが現場の多職種が集まるカンファレンスなどから感じられる。卒前教育から教育理念の一つとして、連携の価値観を教授するようなIPEが行われている例は数校の大学に限られる。そのため、互いの専門性を理解し、協調的に職務を遂行できる医療人としての能力を育成することが緊急の課題である。これらの課題を打破するには卒前教育の段階から連携に関する教育を計画的に行うことが必要であり、教育と臨床実践の継ぎ目のない教育プログラムの開発が求められる。この教育プログラムの開発には昨今の潮流となるコンピテンシー基盤型教育が一つの解決法となりえる。この節では、各国における多職種連携コンピテンシーのモデルについて概略をまとめ、その特徴と差異を挙げながら、日本におけるコンピテンシー開発、コンピテンシー基盤型教育において参考となる点などについて述べる[2]。

2 英国

　英国のプロジェクトは、英国の高等教育アカデミー（HEA：The Higher Education Academy）により公的財政負担を受けシェフィールド大学とシェフィールドハルマン大学の合同（CUILU：The Combined Universities Interprofessional Leaning Unit）でInterprofessional capability frameworkが作成され、2010年に出版された[3]。英国では、学習の最終成果としての「コンピテンシー（Competency）」という言葉より、常に発展させていくという意味で「Capability」という言葉が使用されている。Interprofessional Capabilityは他の専門職と協働実践ができる能力を指す。Capabilityのコンセプトは、このプロジェクトで開発された。Interprofessional Capability Frameworkは4つの領域からなり、評価する方法についても記載されている。

(1) 4つのCapability Framework領域

①Collaborative Working（CW）：協働的実践

サービス利用者や保健・医療・福祉のコミュニティメンバーの間でパートナーシップをとりながら仕事ができる。セッティングや相互に合意した目標設定に応じて効果的なコミュニケーションを促進する対人能力を活用できる。

②The Reflection（R）：リフレクション（省察）

保健・医療・福祉のコミュニティメンバーの中で批判的な自己の気づきを促進するようなリフレクションができる。リフレクションは専門職個人や生涯教育のプロセスであり、保健・医療・福祉のコミュニティで効果的な協働実践を発展させる方法である。

③The Cultural Awareness and Ethical Practice（CAEP）：異文化への気づきと倫理的実践

サービス利用者や保健・医療・福祉のコミュニティメンバーと一緒に働く時に異文化への気づきが促進される。サービス利用者が意思決定に参加するよう促進する際に、個人や専門職として異文化への気づく能力が必要である。また、他の専門職が法的に要求されていること、例えばケアへの義務や他の専門職が支持している価値観に気づくことは保健・医療・福祉のコミュニティメンバーの重要性を強調することになる。

④The Organizational Competence（OC）：組織能力

専門職と組織の両者の境界を越えて協働実践をする際には、政策を十分に理解する必要性がある。両者の中で効果的なパートナーシップを促進するためにコミュニティに参加することや、協働実践者の中でリードすることに焦点が当てられる。アウトカム開発のためにサービス利用者と保健・医療・福祉のコミュニティメンバーとの間のパートナーシップを構築し、組織を超えた協働的パートナーシップを構築する能力である。

(2) 学習者に応じた3つのレベル設定

Level 1：基本レベル

Level 2：複雑性を構築できるレベル

Level 3：Capabilityそのものに近づいているレベル

(3) コンピテンシーの各領域の記述例

上記4領域のCapabilityに対して、具体的内容の記述と学習者の3段階のレベルに応じた達成すべき学習内容が記載されている。

以下に協働的実践（Collaborative Working）の一例を提示する。

■協働的実践
●具体的内容の記述
　協働的実践者は、サービスの発展に寄与しながらサービス利用者とパートナーシップを持ち、統合された実践計画を立案する。
●達成すべき学習内容
　Level 1：患者／サービス利用者に焦点を当てたニーズに気づき、患者／サービス利用者のニーズに合うような計画されたサービスを協働的に実践する。
　Level 2：患者／サービス利用者とパートナーシップをとりながら、さまざまな意思決定のプロセスに参加し、統合された実践計画の立案に携わる。
　Level 3：サービス利用者とパートナーシップをとりながら、患者／サービス利用者に焦点を当て、サービスの発展を考慮した統合された実践計画の立案に責任を持つ。

(4) Interprofessional Capabilityの評価

　学習についての省察（リフレクション）的記述を通して評価するのが一つの方法である。これは教室や自己学習あるいは実践現場での学習においても実践することができる。これらのリフレクションは活動についての思考を含んだ実践状況を表現した記述内容をみることができるため、学習者のレベルを評価することができる。このプロセスは学習者が設定された学習者のレベルと照らし合わせて、各Capabilityに関するレベルを自己評価することを含んでいる。評価の実践において、学習者が成長したことについて省察的に記述し、学習者が次のさらなる学習を計画することを求めることができる。学習者は自己省察のフレームワークに応じて、自分の弱みや強みを認識することができる。達成したものを支持する証拠を記述することで、学習者のレベルを知ることができる。学習者は豊富な学習機会に参加することで、複数のCapabilityを関連づけることが可能となる。

3　カナダ

　カナダのプロジェクトは、カナダ保健省（Health Canada）により公的財政負担を受け、CIHC（Canadian Interprofessional Health Collaborative）のワーキンググループが文献や既存のフレームワークのレビューとその評価、利害関係者の相談を通じたフレームワークの改訂を行い、2010年に出版された[4]。

　6つのコンピテンシー領域と能力レベルは、実践の場やコンテキストに関連した学生や実践者に適用することができる。このフレームワークは多職種連携協働者が複雑な問題や

コンテキスト、質改善の必要性に応じて変化することを認め、CIHCはどのように複数のコンテキストにフレームワークを適用できるかについてのいくつかの例を記載している。これを利用する者は教育者、学習者、管理者、実践者、雇用者、認定者を意図している。しかしながら、どのようにコンピテンシーが評価されるべきか、学習者や実践者がコンピテンシーに達したかどうかを確かめる証拠をどのように集めるかについての示唆は記述されていない。

(1) 6つのコンピテンシー領域

①Interprofessional communication：多職種連携コミュニケーション
②Patient／Client／Family／Community-centred care：患者／利用者／家族／コミュニティ中心のケア
③Role clarification：役割の明確化
④Team functioning：チームの機能
⑤Collaborative leadership：協働的リーダーシップ
⑥Interprofessional conflict resolution：多職種間のコンフリクト解決

上記①と②は統合された他の4つの領域をサポートし、常に影響を与える。例えばチーム機能は形成されたチームの中で働く実践家に関連するが、他の専門職との相互作用を起こす臨床領域で働くことが限られ、短期間のチーム活動であればチーム形成はあまり関連しないかもしれない。しかしながら、協働的に提供する患者中心ケアや他の専門職との連携コミュニケーションはどの状況にも関連するだろう。図4-1はコンピテンシーフレーム

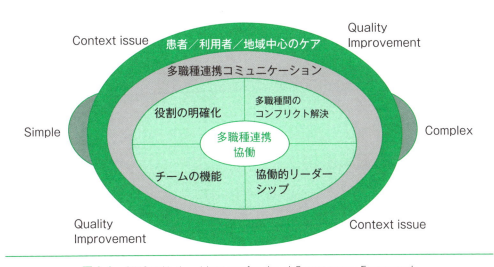

図4-1　CIHCのNational Interprofessional Competency Framework

ワークがどのように状況に影響するかといったことを示すために、6つのコンピテンシー・フレームワークの外観を示し、3つのバックグラウンドとの関係性を示した。

(2) コンピテンシーの各領域の記述例
　各領域にはコンピテンシーが指し示す内容（Statement）1～2文、記述（Descriptor）が箇条書き5～8つで列挙され、説明／解釈が記述されている。

　以下に患者／利用者／家族／コミュニティ中心のケア（Patient／Client／Family／Community-centred care）の一例を提示する。

> ■**患者／利用者／家族／コミュニティ中心のケア**
> ●**Competency statement：コンピテンシーを指し示した内容**
> 　学習者／実践家がケア／サービスを計画し、実施する時に患者／利用者／家族／コミュニティをパートナーとして患者／利用者／家族／コミュニティの情報や関与を探索し、統合し、価値づける。
> ●**Descriptors：記述**
> 　患者／利用者／家族／コミュニティを中心とした多職種連携協働実践をサポートするためには、以下のことが必要である。
> - 患者／利用者／彼らの家族あるいはコミュニティの代表者をケアやサービスの計画・実施・評価を個人的に提供する専門家と一緒に統合したパートナーとして参加を促進する。
> - 敬意を表する方法、例えば、理解しやすく、そしてディスカッションを促進し、意思決定に参加を促すような方法で、患者や利用者（あるいは家族やコミュニティ）とともに情報を共有する。
> - ケアやサービスを受ける患者や利用者、家族やその他のメンバーに対して、適切な教育とサポートを学習者や実践家によって提供されることを保証する。
> - ケアやサービスを計画し、提供する際に全ての専門職のニーズに敬意を持って傾聴する。
> ●**Explanation／Rationale：説明／理論的根拠**
> 　患者／利用者／家族／コミュニティを中心としたケアやサービスにおいて、多職種連携チームはパートナーとして、ケアと（あるいは）サービスのデザインや実施において患者／利用者／家族／コミュニティの情報や関与を探索し、統合し、価値づける。
> 　Orchardは患者／利用者／家族／コミュニティ中心の協働ケアを "保健・医療・福祉の専門家チームと自分のケアを管理できる患者とのパートナーシップであり、現実

的にチームで共有されたケアを計画し、それを達成するためのさまざまな資源を利用できるようにチームメンバーに知識と技術を提供することである"と定義した。患者／利用者中心の協働実践において、現実的なケアを計画するうえで患者や利用者は自らの人生の専門家であるとみなす。

4 オーストラリア

オーストラリアでは、カーチン大学によって、2011年にIPEを健康科学のカリキュラムのコア要素として入れるべく、WHOの協力の下 The Interprofessional Capability Frameworkが開発された[5]。このフレームワークは英国のSheffield Hallman大学とCIHCのフレームワークを援用している。専門職スタッフ、学生、産業の代表者、IPEの国際的な専門家、サービス利用者の代表者などとも相談をしながら開発した。また妥当性の検討中であるようだが、Interprofessional capability assessment toolも並行して開発された。

以下の3つのコア要素と連携協働実践に関わる5つの領域から構成され、3つのコア要素は5つの連携協働実践のCapability領域の土台となる（図4-2）。5つの連携協働実践は3つのコア要素を達成するために互いに相互作用を起こす。

（1）多職種連携の3つのコア要素

①利用者／家族・コミュニティ中心のサービス／ケア

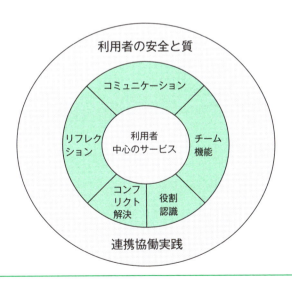

図4-2　Interprofessional education capability framework

②利用者の安全と質
③連携協働実践

（2）連携協働実践の5つの領域
①コミュニケーション
②チーム機能
③役割認識
④（多職種連携における）コンフリクト解決
⑤リフレクション（個人とチーム）

（3）学習者の3段階のレベル
Level 1：最初の学年を終えたレベル
Level 2：卒業前の2年あるいは3年を終えたレベル
Level 3：卒前の最終学年を終えたレベル

（4）Capabilityの各領域の記述例
3つのコア要素と、5つの連携協働実践のCapability領域各内容の記述と、おおよその3段階の学習レベルについて求められる能力について記載されている。

以下にコミュニケーション（Communication）の一例を提示する。

> ■コミュニケーション
> 協働実践者は常に効果的な対人スキルを駆使し、状況に応じた専門職として振る舞いながら、コミュニケーションを実践する。
> ●Descriptors：記述
> 協働実践者は、以下のことを行う。
> - 明確に、包括的に、文化的に適切な方法で言語/記述的コミュニケーションを実践する。
> - 利用者のニーズと関心に対し傾聴し、尊重する。
> - 全てのチームメンバーの知識と意見に対して積極的に傾聴する。
> - 利用者やチームメンバーと関係性を作りながら効率的に働くことを開発する。
> - サービス/ケアの質を改善するために効果的に情報を活用し、コミュニケーションのシステムを使う。
> - 全ての関係者の価値観や信念、文化を尊重する。

- ●レベル
  Level 1：効果的な聞く、話す、書くそれぞれのコミュニケーションスキルを実践する。他者を尊重し、チームの中のディスカッションに貢献する。
  Level 2：広い範囲の関係者と効果的なコミュニケーションスキルを実践する。
  Level 3：①サービス・ケアの質を高めるようなチームや組織の内外の効果的なコミュニケーションスキルを実践する。
  ②関係者と協働して情報を統合し、利用者に対するサービス・ケア計画に対して貢献するように協力する。
  ③文化的に安全なコミュニケーションスキルを実践する。

5 米国

　米国では、アメリカ看護大学協会、アメリカ整骨医学大学協会、アメリカ薬科大学協会、アメリカ歯科教育学会、アメリカ医科大学協会、公衆衛生大学連盟の6つの組織によってコンピテンシーのフレームワークが作成された。16の大学からIPEについての情報共有を受け、13人の委員会参加者によってCore Competencies for Interprofessional Collaborative Practice（Interprofessional Education Collaborative Expert Panel）が2011年に刊行された[6]。翌2012年には日本保健医療福祉連携教育学会により日本語訳（『多職種連携実践のためのコア・コンピテンシー』）が作成・発行された。このプロジェクトで開発されたコンピテンシーでは、プライマリ・ケアといったヘルスケアを直接的に行う専門家と地域社会の状況を俯瞰できる公衆衛生専門家が役割と責任を分かち合い緊密に結びつけるものとしており、「患者および家族中心」と「地域社会および地域住民重視」であることが行動の原則となっている。また、米国医学研究所（IOM）のコア能力の一つである「患者中心のケアを提供する」ことは多職種連携実践のための能力開発にとって中心的であることも述べられている。

　以上を踏まえ国内に限らず全世界の文献、アメリカ保健専門職組織、米国各地の教育施設間などの合意を踏まえ、以下の4つの多職種連携能力領域が挙げられた（図4-3）。

（1）多職種連携実践の能力領域
①多職種連携チームワークおよびチームベースの診療
②多職種連携のコミュニケーションの実践
③多職種連携実践のための価値観／倫理
④協働診療のための役割と責任

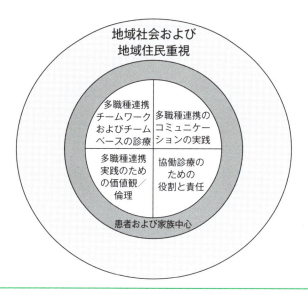

図4-3　多職種連携実践の能力領域

　これらの4つの能力領域の中で、特定の個々の能力は、資格取得前教育、あるいは認定前教育が終わるまでに達成される行動学習の目標であり、学習活動に関連があるとともに、その学習活動の目標を達成するための有効性の評価にも関連している。

(2) コア・コンピテンシーの各領域の記述例
　各領域について背景および論理的根拠、一般的な能力ステートメントが箇条書きで記載されている。

　以下に多職種連携実践のための価値観／倫理（VE：Values／Ethics）の一例を提示する。

> ■**多職種連携実践のための価値観／倫理**
> 　背景および論理的根拠：専門職間の価値観およびそれに関連した倫理は、職業的アイデンティティを作り上げるための新しくまた重要な部分である。（中略）それぞれの専門職にプロフェッショナリズムにまつわる教育的必要条件や適正認定必要条件があるという事実は、価値観と倫理に関連する多職種連携能力をカリキュラムの中に組み入れる機会を作ってくれると同時に、適正認定者にとってはこの能力の存在を評価する機会が与えられることになり、専門家特性の必要条件の中に多職種連携の価値観と倫理を明確に組み込むべく、必要条件を更新する機会にもなるであろう。
> ●相互尊重と共有の価値観の雰囲気を保つために、他の専門職の人たちと共に働く
> 　VE1：患者および地域住民の利益を、多職種連携ヘルスケア提供の中心に置く。

VE2：患者の尊厳およびプライバシーを尊重し、チーム・ベース・ケア提供についての秘密を守る。
VE3：患者、地域住民、ヘルスケア・チームの文化的な多様性や個人差を受け入れる。
VE4：他の保健専門職の独自の文化、価値観、役割／責任および専門知識を尊重する。
VE5：ケアを受ける者、ケアを提供する者、その他予防サービスや保健サービスの提供に寄与したり支えたりするものと協力して働く。
VE6：患者、家族、他のチーム・メンバーとの信頼できる関係性を築く[3]。
VE7：チーム・ベース・ケアの寄与に際し、高水準の道徳的行為とケアの質を示す。
VE8：患者／地域住民中心の多職種連携ケアの状況特有の倫理的ジレンマにうまく対処する。
VE9：患者、家族、他のチーム・メンバーとの関係において誠実さと品位を持って行動する。
VE10：自分の専門職能力の中で、診療の範囲に適切な能力を維持する。

6 各国の多職種連携コンピテンシーの比較と日本の現状

表4-1[7]に、各国の多職種連携コンピテンシー（またはCapability）フレームワークの概略を示す。

(1) 共通する領域

各国の多職種連携コンピテンシーのフレームワークを俯瞰すると「チーム」「職種理解」「コミュニケーション」という言葉は共通して認められる。「複数の領域の専門職者が連携およびケアの質を改善するために、同じ場所で共に学び、お互いから学び合いながら、お互いを学ぶこと」とするCAIPEのIPEの定義と照らし合わせても、上記3つは多職種連携を進めるうえで、国を超えて必要不可欠な領域であるといえる。また、チーム医療と多職種連携の違いは何か？　と問われることもあるが、多職種連携の領域の一つにチーム（医療・ケア）が位置づけられており、多職種連携にはチーム（医療・ケア）よりも広い意味が含まれていることも各国のコンピテンシーの比較からうかがえる。

(2) 相違する領域

「リーダーシップ」あるいは「パートナーシップ」、「リフレクション（省察）」、「患者／

表4-1 各国の多職種連携コンピテンシー（ケーパビリティー）フレームワークの概略[7]

フレームワーク	国（出版年）	背景	言葉	領域	評価
Interprofessional Capability Framework (Combined Universities Interprofessional Learning Unit)	英国（2004）	将来の保健・医療・福祉専門科にむけて一貫し、統合され、患者中心のアプローチを現代の教育に提供すること、チームワークやパートナーシップ、職種間や関係組織との協働や患者との協働を促進するため	Capability	・実践の中の知識 ・倫理的実践 ・多職種連携実践 ・リフレクション（学習）	あり
National Interprofessional Competency Framework (Canadian Interprofessional Health Collaborative Working Group)	カナダ（2010）	国のコンピテンシーフレームワークに対する多職種連携協働の開発のため	Competencies	・多職種連携コミュニケーション ・患者／利用者／地域中心のケア ・役割の明確化 ・チームの機能 ・協働的リーダーシップ ・多職種間のコンフリクト解決	未だ妥当性が示されていない
Interprofessional Capability Framework (Curtin University)	オーストラリア（2011）	協働的であり、効果的・効率的に専門職チームで実践することができ、利用者や家族やコミュニティへ安全で質の高いサービスやケアを提供できる医療福祉専門職になるようなCapabilityを促進するため	Capability	・コミュニケーション ・チーム機能 ・役割認識 ・（多職種連携における）コンフリクト解決 ・リフレクション（個人とチーム）	未だ妥当性が示されていない
Core Competencies for interprofessional Collaborative Practice (Interprofessional Education Collaborative Expert Panel)	米国（2011）	保健・医療・福祉の教育を変え、より患者中心やコミュニティに根差した安全なヘルスケアシステム構築のためのニーズを明言するため	Competencies	・多職種連携実践のための価値観／倫理 ・協働診療のための役割と責任 ・多職種連携のコミュニケーションの実践 ・多職種連携チームワークおよびチームベースの診療	未だ妥当性が示されていない

利用者中心」「コンフリクト解決」などの言葉は各国が多職種連携コンピテンシー（または Capability）として強調する領域の相違として理解できるかもしれない。カナダでは、「協働的リーダーシップ」を一つの領域として掲げており、同時に患者／利用者中心の領域ではパートナーという言葉も使用し、英国ではパートナーシップという言葉がよく出てくる。一方で米国やオーストラリアではリーダーシップやパートナーシップという言葉はあまり使用されていない。また「リフレクション（省察）」は英国とオーストラリアではみられるが、他国のフレームワークの領域では認められない。「患者・利用者中心」という言葉もフレームワークの位置づけが多少異なっており、カナダやオーストラリアでは多職種連携のコアの部分に認められるが、他国ではコンピテンシーの中には入っておらず、価値観や倫理という言葉で代用されている可能性がある。「コンフリクト解決」に関してもカナダ・オーストラリアでは一つの領域として掲げられている。このように、各国は保健・医療・福祉システムや文化的背景などを踏まえ、自らの国で多職種連携を実践するために必要なコンピテンシーの領域に重みづけを行い、言葉の選び方などにも熟慮されていることがうかがえる。

(3) 本邦の状況★32

　本邦の保健・医療・福祉領域の各専門職は、同一職種内でも教育課程が大学教育〜専門学校、実務経験から認定試験に至るまで多様であり、各専門職は各自の専門性の確立と社会化に力点を置いた教育を受け、連携に関する教育内容・方法は軽視されてきた。一方、教育機会となる大学では、まだまだセクショナリズムが浸透し、他の学部と協働の学習機会を作ることが難しい。保健・医療・福祉の現場では職種間の権威勾配のため、指示する・指示される関係となり、建設的な話し合いや医師や看護師以外のリーダーシップ発揮が回避されている。また西洋諸国に比べ、阿吽の呼吸という言葉があるほど高コンテキスト文化である日本文化の特徴もあり、教育現場・実践現場では多職種連携という価値観が、各職種で異なるにもかかわらず共有できていないがために、医療・福祉の変革を阻んでいる可能性がある。

　各国で共通して用いられている「職種理解」「コミュニケーション」という言葉・表現は本邦のコンピテンシー領域でも核を占める可能性があるが、「チーム」という言葉は、連携という表現との相違が不明瞭な日本で、各国で使用されているようにそのまま「チーム」という言葉を活用するかは議論が必要である。同様に「リーダーシップ」、「パートナーシップ」、「リフレクション（省察）」という言葉も、英語で使用されている意味とイメージが異なる可能性がある日本語で、そのまま表現するのが良いのか、また昨今の国際化で海

★32…【IPE実践のために知っておくべき教育基本事項】（②p1）　参照

外の方も増えてきたが、日本人が大多数の本邦で英国のように異文化理解能力をコンピテンシーの一つとして掲げることは混乱を招く可能性がある。

　本邦でも多職種連携コンピテンシーのフレームワークが2016年4月に開発された。各国と同様に多職種連携コンピテンシーのレビュー、本邦の文化的背景や保健・医療・福祉システムの状況を踏まえ、多くの学会、そして職能団体、臨床家、大学教員などと協議し、またインターネットを介して広くパブリックコメントを聴取した過程でコンセンサスが得られたものである。日本独自の多職種連携におけるコンピテンシーをもとに、連携教育や連携協働にコンピテンシー基盤型教育の考え方が活用されることを期待する。

（春田淳志、吉本　尚）

引用文献

1) McClelland, David C：Testing for competence rather than for intelligence. American Psychologist 28：1-14, 1973.
2) 春田淳志：多職種連携コンピテンシー（特集　専門職連携コンピテンシー）．保健医療福祉連携：連携教育と連携実践 9：106-115, 2016.
3) Gordon F, Marshall M et al.：Combined Universities Interprofessional Learning Unit Final Report. 2006.
4) Canadian Interprofessional Health Collaborative(CIHC)：A national interprofessional competency framework. CIHC (Online),〈www.cihc.ca/files/CIHC_IPCompetencies_Feb1210.pdf〉,(accessed, 2017-9-15).
5) Brewer M：Interprofessional Capability Framework. Curtin University, 2010.
6) Schmitt, M, Blue A et al.：Core Competencies for Interprofessional Collaborative Practice：reforming health care by transforming health professionals' education. Academic Medicine 86：1351, 2011.
7) Thistlethwaite JE, Forman D et al.：Competencies and frameworks in interprofessional education；a comparative analysis. Acad Med 89：869-875, 2014.

索引

[数字、欧文]
ADL →日常生活動作（ADL）の項を参照
AIPPEN　51
ATBH（All Together Better Health）　52
ATBH VI　65
CAIPE　51
Capability　80
CIHC　51, 82
Eラーニング　53
FD　58
generalist　39
GP（Good Practice）　63
IL運動 →自立生活運動（IL運動）の項を参照
IPC　9
IPC（IPW）とIPEへのニーズ　10
IPE　6
　　——のエビデンス　59
　　——の概念的フレームワーク　56
　　——の開発と実施　57, 58
　　——の定義　50, 75, 89
　　——のファシリテーション　55
　　——の目的　50
　　——プログラム　60
IPW　9
　　——にあたる言葉　9
JAIPE →日本保健医療福祉連携教育学会（JAIPE）の項を参照
JIC　52
JIPWEN →日本インタープロフェッショナル教育機関ネットワーク（JIPWEN）の項を参照
Kirkpatrickモデル　55
professional　6
specialist　38
specialty　6

[あ]
アイスブレイキング　53
アルコール依存　6
アルマ・アタ宣言　48

[い]
医師　22, 28
意思決定支援　40
異文化への気づき　81
医療技術革新
　　第1次——　12
　　第2次——　12
　　第3次——　12

医療行為　30
医療事故　5
医療職の歴史　46
医療ソーシャルワーカー（MSW）　3
医療の専門家支配　39
インタラクティブ・ラーニング（双方向学習）　52

[え]
援助
　　——困難ケース　5
　　——者の自己理解　41
　　——職の専門分化　12, 13
　　——の共通基盤　40

[お]
主な死因となる病気　11

[か]
介護困難　5
介護保険制度　63
顔の見える連携　9
学習
　　観察——　53
　　交換ベース——　53
　　行動ベース——　53
　　実践ベース——　53
　　シミュレーション——　53
家父長的父権主義　39
看護師の業務　24
患者／利用者／家族／コミュニティ中心のケア　83, 84
患者および家族中心　87

[き]
協働　9
　　——診療のための役割と責任　87, 88
　　——的実践　81, 82
　　——的リーダーシップ　83

[く]
クリニカルパス　5

[け]
ケア会議　3
ケアプラン　3
ケアマネジャー　28
ケースストーリー　36
結核　28

権威　30
　　　──勾配　30, 91
　　　──主義　30

[こ]
高齢化　11, 28
国民皆保険　48, 49
国民保健サービス（NHS）　48, 66
コミュニケーション　86, 87
コンピテンシー　51, 76, 79
　　　英国における──　80
　　　オーストラリアにおける──　85
　　　カナダにおける──　82
　　　米国における──　87
　　　本邦における──　92
　　　──基盤型教育　80
コンフリクト解決　83, 86, 91

[さ]
サービス担当者会議　34
財政的制約　32
在宅医療　27
在宅医療連携拠点事業　9
三大疾病　11

[し]
疾病構造　11, 49
児童の虐待　5
支配と依存　24
社会経済的格差　14, 35
社会病　15
生涯教育制度　27
職員研修におけるIPE　33
食事の意味　8
褥瘡　2
自立生活運動（IL運動）　34, 48
人材不足　31

[せ]
省察　8, 81, 82, 89, 91
生活不活発病　11
専門　6
　　　──家支配　48
　　　──家主義　39
　　　──職間連携教育　6
　　　──職同士の他者理解　41
　　　──職に対するIPE　54
　　　──分化　27
　　　──用語　29

[そ]
組織能力　81

[た]
退院困難　5
代替性　38
多職種協働　9
多職種連携　3
　　　──学習　48
　　　──が求められるようになった要因　10
　　　──教育　6
　　　──コミュニケーション　83
　　　──実践のための価値観／倫理　87, 88
　　　──チームワークおよびチームベースの診療　87, 88
　　　──による効率化　20
多重問題ケース　4, 11, 74
多重問題家族　11

[ち]
地域社会および地域住民重視　87, 88
地域包括ケア　34
　　　──システム　9
チーム
　　　──医療の推進　8
　　　──の機能　83
　　　──ビルディング活動　53
　　　──ベース・ケア　89

[て]
伝染性疾患　10

[と]
当事者　16
　　　──主権　33, 34
　　　──の意思決定　40
　　　──のニーズ　39
　　　──理解　41

[に]
日常生活動作（ADL）　3
日本インタープロフェッショナル教育機関ネットワーク（JIPWEN）　51, 65
日本保健医療福祉連携教育学会（JAIPE）　65
認知症　11

[は]
パートナーシップ　89
肺炎の治療　28
パターナリズム　39
バランス障害の背景　22
パワーゲーム　24

[ひ]
非公式の職種間学習　53

病院の組織図　33
病期　36
貧困　14

[ふ]
ファシリテーターに求められる特性　55
福祉用具　2
プライマリ・ヘルス・ケア　20
分業　20

[へ]
ヘルスケアにおける住民参加　48

[ほ]
保健・医療・福祉
　　　——職制度の拡大　13
　　　——専門職の価値観の違い　29
　　　——の制度　13
　　　——の総合化　14

[ま]
マネジメント
　　　——職　23
　　　——のスキル　23
慢性疾患　11

[や]
役割認識　86
役割の明確化　83

[り]
リーダーシップ　58，89
　　　協働的——　91
リハビリテーション
　　　——チーム　21
　　　——病棟　21
リフレクション　8，81，82，86，89，91
利用者中心のサービス　85
利用者の安全と質　86
倫理的実践　81

[れ]
連携　9

[ろ]
老人科・老年科　28
労働条件の違い　29

[わ]
ワーキングプア　14

装幀…どいちはる

ラーニングシリーズ　IP（インタープロフェッショナル）
保健・医療・福祉専門職の連携教育・実践
①IPの基本と原則

2018年3月27日　初版第1刷発行Ⓒ

編　著　者　藤井博之（ふじい　ひろゆき）
発　行　者　中村三夫
発　行　所　株式会社 協同医書出版社
　　　　　〒113-0033　東京都文京区本郷3-21-10
　　　　　電話03-3818-2361　ファックス03-3818-2368
　　　　　郵便振替00160-1-148631
　　　　　http://www.kyodo-isho.co.jp/　　E-mail：kyodo-ed@fd5.so-net.ne.jp
D　T　P　Kyodoisho DTP Station
印刷・製本　横山印刷株式会社

ISBN978-4-7639-6029-0　定価はカバーに表記

JCOPY〈（社）出版者著作権管理機構　委託出版物〉
本書の無断複写は著作権法上での例外を除き禁じられています．複写される場合は，そのつど事前に，（社）出版者著作権管理機構（電話03-3513-6969，FAX 03-3513-6979，e-mail: info@jcopy.or.jp）の許諾を得てください．

本書を無断で複製する行為（コピー，スキャン，デジタルデータ化など）は，「私的使用のための複製」など著作権法上の限られた例外を除き禁じられています．大学，病院，企業などにおいて，業務上使用する目的（診療，研究活動を含む）で上記の行為を行うことは，その使用範囲が内部的であっても，私的使用には該当せず，違法です．また私的使用に該当する場合であっても，代行業者等の第三者に依頼して上記の行為を行うことは違法となります．